DEVENIR
ACCESSOIRISTE DE CINÉMA

CHEZ LE MÊME ÉDITEUR

Cinéma, vidéo

A. Coffineau, V. Coffineau, M. Matte, *Les clés d'un scénario réussi* (à paraître).

C. Renouard, R. Vallée, *Superviseur des effets spéciaux* (à paraître).

B. Block, *Composer ses images pour le cinéma*, 2014, 260 pages.

O. Vigneron, *Monter ses vidéos avec Final Cut Pro X*, 2013, 140 pages.

S. D. Katz, *Réaliser ses films plan par plan*, 2013, 332 pages.

P. Bellaïche, *Les secrets de l'image vidéo*, 9e édition, 2013, 610 pages.

A. Coffineau, V. Coffineau, O. Saint-Vincent, R. Saint-Vincent, *Masterclass storyboard – 25 interviews exclusives de storyboardeurs et de réalisateurs*, 2013, 200 pages.

L. de Rancourt, O. Saint-Vincent, R. Saint-Vincent, *Réaliser un storyboard pour le cinéma*, 2012, 222 pages.

B. Harvell, *Filmer avec son iPhone*, 2012, 160 pages.

C. Mahé-Menant, *Profession administrateur de production de films*, 2012, 182 pages.

T. Le Nouvel, P.-J. Rabaud, *Chef décorateur pour le cinéma – À la découverte d'un métier*, 2012, 112 pages.

A. Cloquet, *Les essais caméra HD – Caméras 2/3" tri-CCD*, 2011, 120 pages.

B. Michel, *La stéréoscopie 3D*, 2011, 314 pages.

F. Remblier, *Tourner en 3D-relief*, 2011, 176 pages.

K. Lindenmuth, *Réaliser son premier documentaire*, 2011, 144 pages.

S. Devaud, *Tourner en vidéo HD avec les reflex Canon (5D MkII, 7D, 1D MkIV)*, 2010, 400 pages.

L. Bellegarde, *Montage vidéo et audio libre*, 2010, 418 pages.

E. Grove, *130 exercices pour réussir son premier film*, 2010, 128 pages.

G. Cristiano, *L'art du story-board*, 2008, 192 pages.

T. Le Nouvel, *Le doublage*, 2007, 98 pages.

J. Van Sijll, *Les techniques narratives du cinéma*, 2006, 252 pages.

J. Vineyard, *Les plans au cinéma*, 2006, 138 pages.

C. Patemore, *Réaliser son premier court-métrage*, 2e édition, 2009, 144 pages.

S. D. Katz, *Mettre en scène pour le cinéma*, 2006, 300 pages.

Animation, effets spéciaux

R. Williams, *Techniques d'animation*, 2011, 382 pages + DVD.

J.-P. Couwenbergh, *3ds max 2011*, 2011, 840 pages.

O. Saraja, *La 3D libre avec Blender*, 4e édition, 2010, 458 pages.

C. Meyer, T. Meyer, *After Effects – Nouvelles Master class*, 2009, 368 pages.

M. Murphy, *Techniques d'animation pour débutants*, 2009, 128 pages.

O. Cotte, *Les Oscars du film d'animation – Secrets de fabrication de 13 courts-métrages récompensés à Hollywood*, 2006, 274 pages.

Simon Tric

DEVENIR ACCESSOIRISTE DE CINÉMA

EYROLLES

ÉDITIONS EYROLLES
61, bd Saint-Germain
75240 Paris Cedex 05
www.editions-eyrolles.com

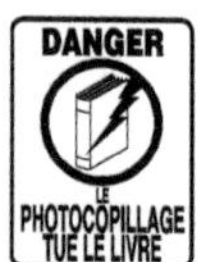

Remerciements

Pour leur confiance, Paolo Barzman, François Girard, Jean-Luc Raoul, Fabrice Roche, Valérie Valéro.

Pour leurs conseils, François Borgeaud, Sandra da Fonseca, Arthur Deleu, Olivier Tric, Corentin Vallin, Bernard Warnas.

Sommaire

Introduction

Destiné à ceux qui sont attirés par le métier d'accessoiriste de plateau, ce manuel pourra vivement intéresser tous les curieux qui souhaitent en savoir plus sur le quotidien du cinéma, au travers de la pratique de ce métier surprenant.

Le métier d'accessoiriste de plateau reste l'un des plus intrigants du monde du cinéma, parce que c'est l'un des plus divers et, à ce titre, sans doute le plus difficile à cerner.

Tel un ornithorynque qui, selon la partie apparente, sera déclaré canard, loutre, vipère ou castor, ce poste possède de multiples facettes, et il est difficile de savoir si la meilleure description en sera un inventaire des métiers qu'il recouvre, un recueil d'anecdotes vécues, une somme d'aptitudes, de trucs et de conseils, ou simplement un catalogue des objets les plus divers. C'est là toute la richesse de cette profession, que chaque accessoiriste occupe à sa manière, singulière dans un film unique.

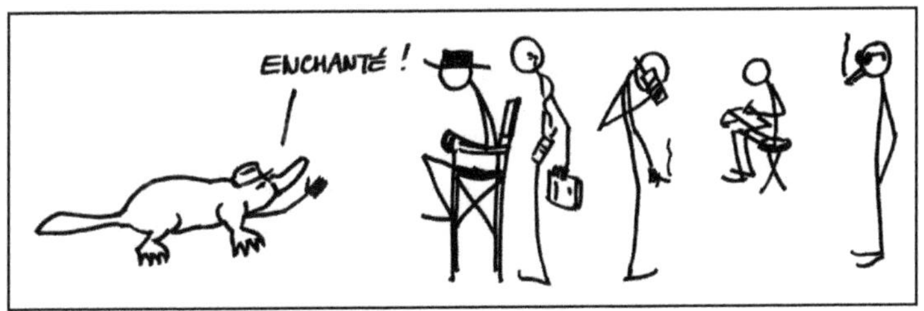

Le titulaire de ce poste est, à l'instar du directeur de la photographie ou du chef décorateur, l'un des rares qu'un réalisateur peut souhaiter choisir et imposer, tant il est un de ses interlocuteurs les plus fréquents, dont le travail a une réelle incidence sur ce qui sera «dans la boîte». C'est pourquoi, alors que seuls de maigres paragraphes lui ont été consacrés dans quelques ouvrages sur les techniques du cinéma, il a paru opportun de se pencher plus en détail sur cette étrange profession.

Pourtant, pas plus qu'un autre, l'on n'apprendra ce métier dans un livre, et aucun ouvrage ne le circonscrira tout à fait, parce que chaque tournage apporte son lot de situations inédites, et de solutions à inventer. Il faudrait pouvoir observer plusieurs accessoiristes, confrontés à une même situation de tournage, et l'on constaterait la diversité des options possibles. Ce livre ne pourrait donc être exhaustif qu'avec un nombre démesuré de pages, et seulement au moment où il ne servira plus à rien, c'est-à-dire quand le dernier film de fiction aurait été tourné... Comme ce n'est, on peut l'espérer, pas près d'advenir, nous aurons des objectifs plus modestes.

On présentera d'abord le poste d'accessoiriste, en cernant ses multiples aspects. Puis on ira sur le terrain, pour exposer les méthodes d'organisation et retracer le déroulement d'un tournage; on complétera par l'étude détaillée de quelques cas caractéristiques. On observera ensuite le contexte général de la production cinématographique, et son histoire vue à travers l'accessoire.

En annexe, on trouvera des renseignements pratiques, des compléments lexicographiques, et la liste détaillée du matériel de l'accessoiriste.

Chapitre 1
Présentation

Définition de l'accessoire

L'accessoire pris comme adjectif est synonyme de superflu. Ce serait donc un objet qui n'est pas essentiel. Pourtant si, en coulisses, un accessoire manque à l'appel, la pièce ne pourra être jouée, la séquence ne pourra être tournée. En revanche, les accessoires les plus marquants peuvent aussi être ceux qui n'ont aucune utilité pratique, et s'élèvent au rang de personnage du récit : la luge de *Citizen Kane* en est un exemple célèbre. D'autres, associés à une gestuelle, façonnent l'image même du personnage, comme la canne de Charlot.

De manière plus concrète, l'accessoire de jeu peut être défini comme ce que *touchent*, ce que manipulent (et parfois simplement regardent) comédiennes et comédiens, ce qui est l'objet d'un contact actif, par opposition à ce qui est touché, où le contact est passif, qui relèvera du costume (vêtements, bijoux) ou du décor (fauteuil, tapis). Cela laisse place à certaines ambiguïtés : par exemple, une paire de lunettes sera un accessoire dans la main d'un comédien, et deviendra un costume sitôt qu'il la pose sur son nez... Par ailleurs, un accessoire sans importance particulière, qui est simplement présent dans le décor, est nommé accessoire de « meublage ».

On peut aussi dire que devient un accessoire de jeu tout élément matériel manipulable mentionné dans le scénario, ou qui sert à l'action qui est décrite. L'accessoire peut donc avoir une taille qui va du cheveu au menhir. En sont généralement exclus les véhicules (à charge du loueur ou de la régie), les animaux (dresseur), les armes (conseiller spécial), et les effets spéciaux (équipe spécifique).

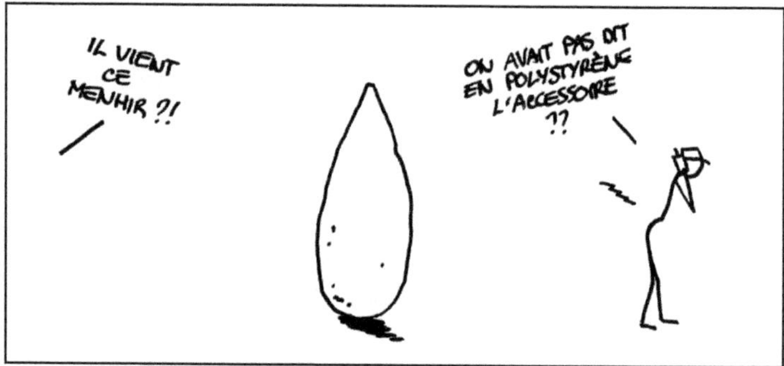

Cependant, tout ceci pourra rester du domaine de l'accessoiriste, si la gestion s'en fait en toute sécurité et si cette charge, restant limitée, ne le détourne pas durablement du plateau.

Être accessoiriste

Les chemins qui mènent à ce poste sont innombrables, et chaque titulaire a une histoire particulière. On peut avoir fait des études d'art ou une fac de lettres, avoir été menuisier ou dépanneur électroménager... Devenir accessoiriste est à la fois le fruit des aptitudes et du hasard, de la chance et de la volonté. En d'autres termes, la motivation et l'enthousiasme sont parfois de plus sûrs atouts que l'expérience ou la notoriété. C'est dire qu'il faut miser sur les rencontres, et que les portes restent ouvertes pour le novice qui veut vraiment les ouvrir.

Si un certain nombre de compétences sont requises pour commencer dans le métier, celles-ci ne cessent de se développer et de s'approfondir à chaque tournage. C'est pourquoi le plus important réside dans la disposition d'esprit, qui dépasse largement le simple cadre des aptitudes professionnelles. Il s'agit d'abord de rester curieux, même (voire surtout !) lorsque l'on ne tourne pas : s'intéresser à tous les domaines, s'informer, lire, aller voir des films, des pièces de théâtre, des expositions, voyager aussi... Le talent réside ainsi dans le désir de découvrir, dans le goût d'apprendre, dans cette faculté d'enrichir instinctivement sa culture générale et artistique, et de renouveler le regard que l'on porte sur le monde. Tout cela permet de se mettre en phase avec les univers côtoyés via le scénario, et fait de chaque tournage un espace de recherche et d'invention, comme un nouveau jeu.

Être accessoiriste, cela consiste souvent à regarder autour de soi, et à trouver comment faire au mieux avec ce que l'on a. Un peu comme chacun fait dans sa vie, en somme !

Fonctions de l'accessoiriste

Comme son nom l'indique, l'accessoiriste est en charge des accessoires. Après une période, souvent assez courte, de préparation et de recherche, il ne quitte plus le plateau dès que le tournage commence.

Avant le tournage

À la lecture du scénario, l'accessoiriste de plateau commence par lister les accessoires puis, en collaboration avec l'équipe décoration, il les réunit. Cela peut signifier les fabriquer, les acheter, les chiner aux Puces ou ailleurs, les louer, ou se les faire prêter. Puis il devra parfois les adapter, souvent les patiner, les faire ensuite valider par le réalisateur, et éventuellement les modifier. Puis, en même temps que le tournage, commence alors la gestion proprement dite des accessoires, c'est-à-dire qu'il faut les stocker, les apporter, les disposer sur le plateau, gérer l'action et, à la fin de la prise, si nécessaire les renouveler ou les remettre dans leur état initial, puis lorsque l'on n'en a plus l'usage, s'assurer de leur conservation, leur retour, leur recyclage ou leur destruction (toutes ces étapes seront développées dans le chapitre « Sur le terrain », p. 27).

L'accessoiriste et l'équipe déco

L'accessoiriste est présent en permanence sur le plateau, mais son travail est indissociable de celui de l'équipe décoration qui, une fois le décor achevé, s'en est retirée pour préparer le suivant. En effet, le jour où le tournage commence dans un nouveau décor, le chef décorateur est présent pour en assurer la livraison* [Les mots suivis d'un astérisque sont expliqués dans le glossaire, en fin d'ouvrage.], mais il va très vite aller rejoindre son équipe. Il le confie alors à l'accessoiriste, qui en assume de fait la gestion.

L'accessoiriste s'avère donc responsable de l'ensemble de la décoration sur le plateau : il la met en valeur, veille au meilleur placement de ses éléments dans le champ de la caméra, ajoute ceux qui sont nécessaires et les agence de manière à donner vie à la scène qui va se tourner.

Maillon crucial de l'équipe décoration même s'il n'en est pas toujours issu, l'accessoiriste sait que les imprévus qu'il peut rencontrer sur le plateau seront toujours une priorité pour le chef décorateur. Établir une relation de confiance avec celui-ci est donc primordial, car le chef décorateur doit également savoir qu'il peut, en toutes circonstances, compter sur l'accessoiriste pour tirer le meilleur de son décor.

L'accessoiriste devra aussi faire respecter le décor par une équipe pas toujours attentive à sa fragilité ; il faudra couvrir l'inox de cette table design pour éviter les traces de doigts, et parfois rappeler que s'asseoir sur cette délicate chaise Louis XV ou s'appuyer sur ce mur blanc n'est pas une bonne idée.

Disponible, réactif, l'accessoiriste a pour priorités de saisir l'esprit du scénario, de répondre aux désirs du réalisateur et d'alimenter le jeu des comédiens. La variété des accessoires dont il dispose dans son camion doit lui permettre d'adapter ses propositions à la situation de la scène, ou à l'idée qu'il s'en fait : ainsi, il présentera un briquet style Dupont à tel personnage fortuné, et un porte-clés à ballon de foot pour tel autre, sportif. Ou l'inverse ! Ses suggestions étant toujours susceptibles d'être retoquées, il fera preuve d'humilité, et n'aura pas l'idée de se vexer face aux réserves émises – il espérera surtout pouvoir en tenir compte.

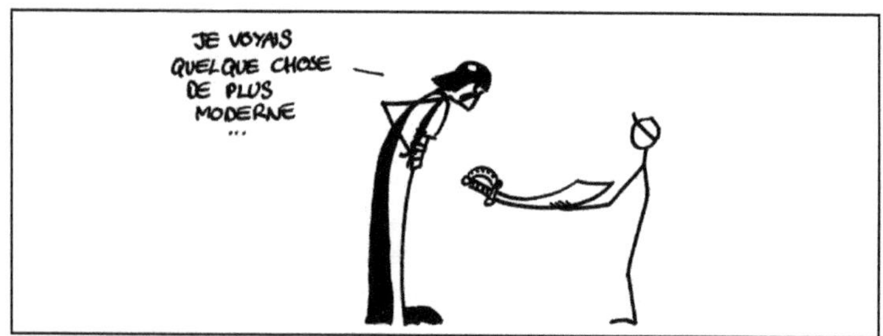

Il propose aussi au comédien et au réalisateur l'objet inattendu qui saura peut-être se fondre et se rendre indispensable au personnage. Un tel pourrait se limer les ongles, tel autre pianoter distraitement sur son téléphone ou griffonner sur un carnet; l'accessoire amène une ponctuation gestuelle et influence le corps du comédien. Grâce à cette sensibilité au détail et aux situations, alimentée par son passé professionnel, mais aussi par son sens de la psychologie et par son imagination, l'accessoiriste ne cesse de raconter sa petite histoire dans la grande. Et cet univers aura un rôle discret mais de premier plan dans la scène qui se déroule à l'écran.

Pour ne jamais sous-estimer les difficultés, il faut avant le tournage parvenir à les imaginer toutes, et se donner tous les moyens de les résoudre. Si, par exemple, un vase lâché par un comédien doit se briser au sol, l'accessoiriste propose un vase en résine, matière fragile à souhait dont les éclats sont inoffensifs. Mais il arrive qu'un vase en céramique soit préféré. L'accessoiriste doit donc en présenter aussi différents modèles, qu'il s'agit alors de fragiliser de quelques coups de disqueuse, après avoir examiné la nature du sol afin que l'objet se brise effectivement, mais aussi pour protéger le sol de l'impact et de l'eau éventuelle – selon que la caméra filme ou non la totalité de la chute en continu. Il faut donc se concerter avec le réalisateur, le décorateur et le cadreur et, outre plusieurs exemplaires du vase, prévoir plusieurs types de sol et de protections (y compris éventuellement pour le comédien). Enfin, l'ingénieur du son peut souhaiter refaire l'action sans dialogue, afin d'isoler le son de l'impact, sans protection... On le voit, tous les détails ont leur importance, et doivent être anticipés.

Chaque film est une opportunité d'étendre sa connaissance des matériaux et des pratiques – et de rajouter au passage quelques références à son carnet d'adresses. Car l'accessoiriste doit accompagner l'acteur dans le maniement des accessoires qu'il lui propose. Alors que l'équipe décoration a recréé l'univers exigé par le scénario, l'accessoiriste s'est familiarisé avec les gestes et les techniques que le personnage est supposé maîtriser. Il doit ainsi toujours anticiper les questions pratiques que le comédien se pose, et savoir lui indiquer les gestes qui crédibiliseront le personnage.

Cela amène l'accessoiriste à se documenter précisément, surf sur Internet bien sûr, achat de livres et consultation en bibliothèque, à la BNF si nécessaire, visionnage de DVD, rien ne doit être négligé. Il peut même rendre visite au professionnel concerné. De film en film, il approche la Brigade des stups au 36, quai des Orfèvres, côtoie un sabotier en Lozère, et rencontre un historien de l'affaire Dreyfus. Ainsi, il pratique nombre d'environnements professionnels, et bénéficie de multiples formations accélérées. À tel point qu'il pourra parfois informer comédien, scripte ou réalisateur d'une inexactitude ou d'une incohérence relevée dans un scénario moins bien renseigné que lui !

Sur le tournage

Première de ses fonctions sur le plateau, l'accessoiriste assure les raccords* entre chaque prise, restaurant l'état initial de la scène : il replace les accessoires qui ont été déplacés (cette chaise où l'acteur s'est assis), emplit à nouveau ceux qui ont été vidés (ce verre auquel on a bu), efface les traces de l'action qui vient de se dérouler (des pas sur le sable), etc., afin que l'action puisse se renouveler à l'identique. Lors des changements d'axe de prise de vues, il s'occupe des éléments qui doivent céder la place pour que s'installent le personnel et le matériel technique.

Son sens de l'observation est bien sûr primordial et, grâce à l'écran d'un appareil numérique, sa mémoire est infaillible – avec l'aide, régulière et indispensable, de la scripte, qui veille à l'exactitude de tous les raccords.

L'accessoiriste doit souvent faire preuve de dextérité, parfois d'agilité. Attiré par les situations originales, il reste attentif à ne prendre aucun risque inconsidéré ; improviser des acrobaties sans sécurité n'est pas un signe de professionnalisme. Or, dans l'urgence du tournage, on est trop enclin à grimper sur un tabouret ou un muret pour suspendre un rideau ou dévisser un panneau, sans même prendre le temps de rapporter un escabeau.

L'accessoiriste garantit que les accessoires soient préservés durant tout le tournage, et que leur utilisation se fasse en toute sécurité. Il peut avoir à maîtriser le maniement des armes et les effets spéciaux d'envergure limitée, tels que fumées, pluie, vents, feux (en détail p. 82-89).

Il prend également en charge l'ensemble de l'environnement, parfois entièrement naturel : il est ainsi amené à déplacer des arbustes en forêt, à dégager un passage dans la broussaille ou à immerger un accessoire (un poisson, un scooter...) dans un étang. En ville, il arrive qu'il démonte provisoirement un panneau de signalisation, qu'il neutralise un reflet dans une vitrine, voire qu'il nettoie un trottoir...

Il lui arrive aussi fréquemment de simplifier une action dont l'exécution s'avère laborieuse : il place par exemple des adhésifs pour faciliter un emballage ou un fil de Nylon pour assister une ouverture de porte.

L'accessoiriste est donc prêt à improviser en permanence, car les raisons ne manqueront pas : un changement d'idée du réalisateur, une panne ou le bris d'un accessoire, mais aussi un contretemps ou un oubli sont toujours possibles. Heureusement, s'adapter au dernier moment à une situation inopinée fait partie des petits défis quotidiens dont l'accessoiriste est friand...

CE FRIAND À LA SAUCISSE, FAIS-LE MOI À LA POMME, PLUTÔT...

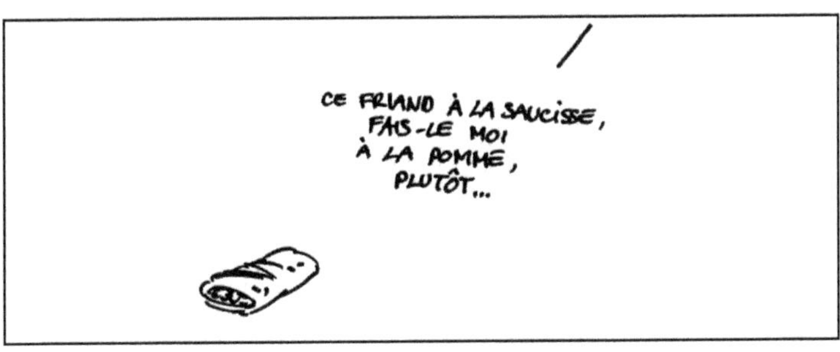

En définitive, on attend seulement de l'accessoiriste qu'il anticipe toutes les situations et qu'en moins de 10 secondes il trouve toujours des issues, fussent-elles de secours ! Une bonne dose d'optimisme, avec une pincée d'humour et un zeste d'autodérision, sont donc nécessaires pour rester à peu près confiant et serein dans toutes les situations...

Le poste du paradoxe

C'est un métier où l'on est toujours en apprentissage ; mais on applique immédiatement ce que l'on vient d'apprendre, tel un professionnel expérimenté.

L'accessoiriste est à la fois pointu et généraliste, discret et omniprésent. Il doit se tenir au cœur du tournage, parce qu'il se charge de tout ce qui est extérieur au monde du cinéma. Il prépare tout au maximum pour être prêt à improviser en permanence, et une rigoureuse organisation lui permettra de recréer ce désordre qui fait le naturel.

Avec un rythme de travail irrégulier au possible, on passera certaines journées à courir non-stop, d'autres à attendre, attentif surtout à ne rater aucun motif d'intervention. Ces journées-ci sont parfois plus éprouvantes que celles-là.

Seul en charge du décor, l'accessoiriste a une vraie marge d'improvisation, de création diront certains. Il pourra ainsi décider de laisser un quignon de pain sur un bureau de travail... car c'est souvent le détail improbable qui rend la fiction véridique !

Assumant le rôle de gardien des accessoires et du décor, bon soldat toujours prêt à bondir, l'accessoiriste se fait aussi faussaire à l'occasion, receleur de faux papiers et fausse monnaie, trafiquant d'armes et de contrefaçons.

Électron libre à la croisée de tous les métiers, l'accessoiriste n'a pas de chef unique. Souvent issu de l'équipe décoration qu'il ne voit que ponctuellement, intime de la mise en scène, toujours aux côtés des comédiens, il est le collaborateur occasionnel de tous les postes. Chacun aura ainsi besoin de lui un jour ou l'autre, pour un talon qui se casse, un briquet à remplir, une plaque à riveter, ou un tube à tronçonner. Et s'il cultive parfois une image de loup solitaire, l'accessoiriste n'hésitera pas pour autant à faire appel au machiniste pour déplacer un meuble, à l'habilleuse pour dissimuler un système sous un costume, et à l'ingénieur du son pour qu'il le dépanne d'une pile électrique.

Dévolu aux tâches les plus gratifiantes (simuler un départ d'incendie en toute sécurité) comme aux plus viles (ramasser des déjections canines), ce Géo Trouvetou est le chaînon manquant entre Cendrillon et MacGyver.

Un œil sur l'écran de contrôle, l'autre sur le comédien, l'oreille aux aguets, tapi derrière un canapé, la main droite qui tire sur un fil pour refermer une porte, la

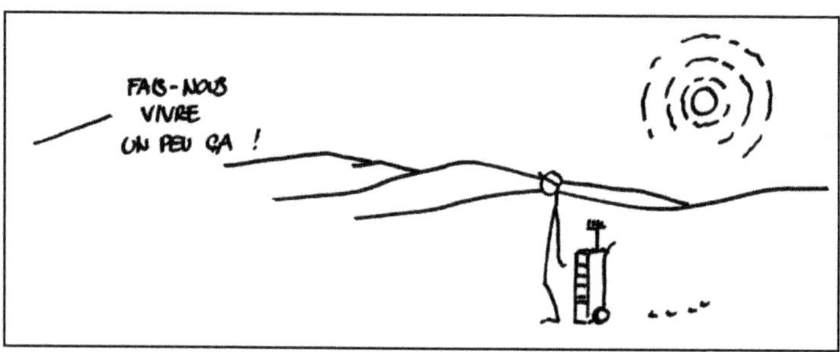

gauche qui déplace un tabouret, ce drôle d'animal tient donc aussi du caméléon et de la pieuvre !

Le titulaire du poste d'accessoiriste arrive ainsi précédé d'une réputation de personnalité singulière, qu'il aura toujours à cœur d'alimenter de sa touche personnelle.

L'accessoiriste et la loi

Le contenu « ordinaire » du camion d'un accessoiriste peut à lui seul justifier quelques heures de garde à vue, en cas de contrôle et de vérification par un agent de police pointilleux. Faux billets, fausses drogues, armes factices ou neutralisées, tampons et documents officiels, pièces d'identité et cartes professionnelles au nom de personnages fictifs, gyrophares, brassards, cartes ou médaillons de police, embouts spéciaux voire clés passe-partout, petits explosifs... Il est bien rare en effet que l'on n'y trouve aucun article suspect !

Dans l'exercice de ses fonctions, l'accessoiriste frôle donc inévitablement les limites de la légalité ; c'est pourquoi il lui est particulièrement utile de connaître les cadres juridiques de son activité.

Sa protection essentielle est son contrat de travail. Celui-ci doit être présenté au salarié revêtu de la signature du directeur de production et, selon l'article L1242-13 du code du travail, « au plus tard, dans les deux jours ouvrables suivant l'embauche ». Dans les faits, il est assez rare de l'avoir en poche au troisième jour de travail : rappelons qu'en cas de litige, un document nominatif, voire un échange de mails, peuvent attester de la réalité de l'embauche.

Notons par ailleurs, sur ce contrat de travail, la présence d'une mention telle que celle-ci : « le contractant a déclaré être à même d'exercer ces fonctions et de disposer des autorisations et qualifications requises à cette fin ». Sans dédouaner le directeur de production de ses responsabilités civiles ou pénales, cette clause place le salarié signataire en première ligne s'il est à l'origine d'un accident donnant lieu à des poursuites.

Il faut donc être particulièrement vigilant sur le plateau, car les situations potentiellement dangereuses sont plus nombreuses qu'on ne l'imagine, et plus réglementées qu'on ne le croit. En voici un aperçu, au sujet d'accessoires qui peuvent être problématiques.

• **Alcool** : on refusera catégoriquement d'en servir. Si on y est contraint par un réalisateur ou un comédien, il faudrait obtenir de leur part une décharge écrite ; c'est souvent difficile. On peut alors s'en remettre au directeur de production pour délivrer les doses d'alcool, et en tout cas lui demander l'autorisation expresse de le faire soi-même, car il faut avant tout éviter de pouvoir être tenu pour responsable de retards de tournage dus à une ivresse. Disposer de témoins ou d'une trace écrite est une prudence supplémentaire mais, en cas d'accident, cela ne mettra pas à l'abri de poursuites judiciaires celui qui s'est improvisé débit d'alcool. Même la fourniture de tabac peut être reprochée à l'accessoiriste si le comédien, fumeur dans le scénario, s'avérait hélas malade et procédurier dans la vraie vie.

• **Armes** : même neutralisées, les armes que l'on a louées chez un armurier restent de 1re catégorie (armes de guerre) ou de 4e catégorie (armes de défense). Dans le cadre d'un tournage, le décret n° 83-1040 du 25 novembre 1983 stipule, article 9, que « les locataires et les utilisateurs temporaires, tels qu'acteurs ou figurants, de ces mêmes armes sont tenus de prendre, pendant la durée de leur service, les mesures de sécurité adaptées aux nécessités du tournage, du spectacle ou de la représentation, en vue de se prémunir contre les vols. Pour tout contrat de location, les entreprises propriétaires des armes doivent dresser un inventaire, précisant les caractéristiques des armes qui sont remises (catégorie, modèle, calibre, marque, numéro). Cet inventaire est annexé au contrat de location ». L'accessoiriste, en tant que détenteur principal des armes louées, est responsable de leur usage et de leur surveillance. Il est donc le premier concerné si l'une d'elles disparaissait et pire, si elle était utilisée à des fins criminelles.

• **Artifices** : l'acquisition, la détention et l'utilisation des artifices et petits explosifs sont, selon le décret n° 2010-580 du 31 mai 2010 relatif aux articles pyrotechniques, soumises à l'obtention d'un certificat de qualification C4/T2 niveau 1 ou 2. Au regard de son expérience, un accessoiriste peut, auprès de fournisseurs dont il est familier, se procurer de tels produits sans présenter ces justificatifs. C'est toutefois une grosse prise de risque, car aucune assurance ne viendrait couvrir le moindre sinistre lié à ce matériel.

• **Monnaie** : la fabrication et la détention de faux billets sont bien sûr illégales, sévèrement réprimées par les articles 442-1 et 442-2 du code pénal. Une décision de la Banque centrale européenne du 19 avril 2003 spécifie cependant, article 2.3,

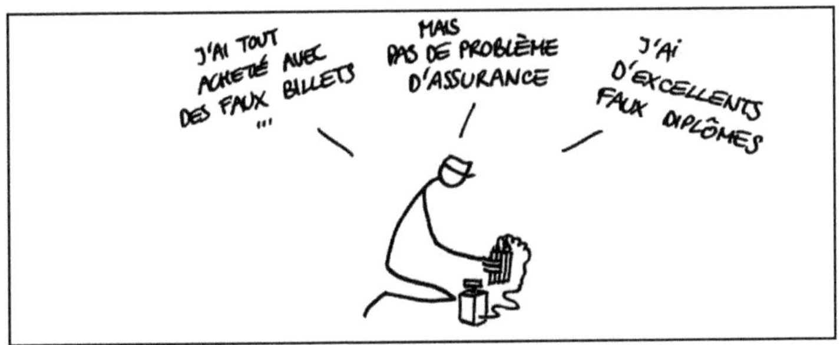

que «sont considérées comme licites les reproductions ne comportant pas le risque d'être confondues par le public avec des billets en euros authentiques». Si l'on ne reproduit qu'une seule face d'un billet, il faut «que la taille de la reproduction représente au minimum 125% à la fois de la longueur et de la largeur ou au maximum 75% à la fois de la longueur et de la largeur du billet en euros». La taille doit donc être assez fortement modifiée. Pour garder une imitation convaincante, une solution intermédiaire est peut-être de ne reproduire qu'une seule et même face sur les deux côtés des billets, en conservant la taille originale. Mais on reste dans l'illégalité! Quoi qu'il en soit, il faut être extrêmement attentif à ce qu'aucun exemplaire ne s'évanouisse sur le plateau : on a vu des accessoiristes passer au tribunal après que quelques billets, subtilisés puis utilisés, ont été interceptés par la police.

• **Pièces officielles** : la fabrication et la détention de fausses pièces d'identité et autres documents officiels sont également illégales et réprimées par les articles 441-1 et suivants du code pénal. Là encore, si leur usage ne dépasse pas le domaine du plateau de tournage, il n'y aura pas de problème.

Dans l'urgence du plateau, l'accessoiriste se met parfois en danger, à la fois physique et légal. On est en effet amené à travailler en hauteur, pour fixer un tableau, ou relever un lustre. Or l'article R4323-58 du code du travail stipule que «les travaux temporaires en hauteur sont réalisés à partir d'un plan de travail conçu, installé ou équipé de manière à préserver la santé et la sécurité des travailleurs. Le poste de travail est tel qu'il permet l'exécution des travaux dans des conditions ergonomiques». Les articles suivants exigent des garde-corps normalisés, une main courante, une lisse, ou à défaut, des dispositifs de recueil souples ne permettant pas une chute libre de plus de trois mètres.

Si ces dispositifs de protection collective ne peuvent être mis en œuvre, l'article R4323-61 définit les normes des équipements de protection individuelle tels que système d'arrêt de chute ne permettant pas une chute libre de plus d'un mètre, points d'ancrage, harnais antichute, longe avec absorbeur d'énergie. L'utilisation d'échafaudages est strictement encadrée par les articles R4323-69 et suivants, tandis que l'article R4323-63 énonce clairement l'interdiction « d'utiliser les échelles, escabeaux et marchepieds comme poste de travail ».

Le caractère éphémère voire improvisé des espaces de travail que sont les plateaux de tournage rend très difficile la stricte application de ces lois.

Manies de l'accessoiriste

Lorsque le tournage du film est achevé, l'accessoiriste ne revêt pas facilement ses habits civils : il persiste et signe, cultivant manies et tics – voire TOC – professionnels comme une seconde personnalité. Il ne peut pas passer devant une brocante sans y déambuler de peur de rater une rareté qui n'aura de valeur qu'à ses yeux; il s'arrête pour regarder dans les amas d'objets déposés sur le trottoir s'il n'y a pas la trace d'une vie qu'il va recycler; trouver un carnet d'adresses rempli, un agenda utilisé ou des relevés bancaires est pour lui une véritable aubaine; il ne jette rien sans se demander si cela ne trouverait pas sa place sur un décor à venir. Il conserve, archive, voire scanne nombre de documents administratifs et personnels, comme autant de trésors potentiels.

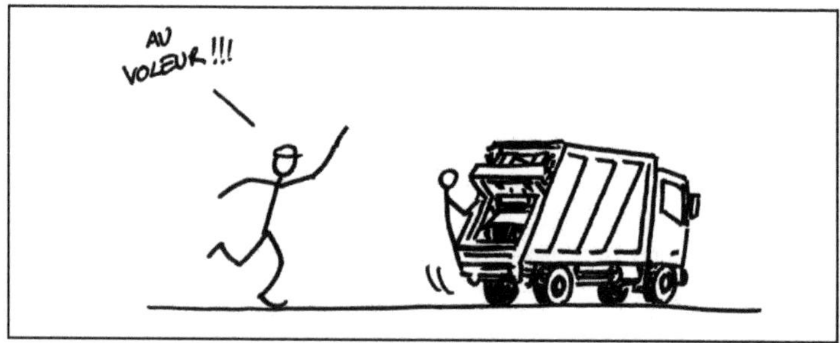

L'accessoiriste doit donc savoir faire de l'ordre dans son cerveau comme dans son stock. Mais ses rêves aussi sont peuplés d'objets, colonisés par son métier, car il s'y voit errant à la recherche désespérée d'un accessoire, ou tentant de rejoindre le plateau, en sueur et définitivement trop tard...

C'est moins par vanité que par simple jeu qu'un accessoiriste peut avoir à cœur de placer, sur au moins un décor de chaque film, un accessoire fétiche, un tableau, un bibelot, toujours le même, que les initiés les plus attentifs reconnaîtront comme sa signature.

Évolution du poste

S'il n'y a guère, on le verra dans la section « Formations », p. 143, de filière standard pour accéder au métier d'accessoiriste, il n'y a pas non plus d'évolution de carrière bien tracée. On a vu des accessoiristes devenir photographe, réalisateur, acteur, mais aussi chanteur et même président de la République (voir encadré « Ils ont été accessoiriste... » p. 113). L'accessoiriste, en se frottant à tous les domaines, sait au bout de quelques années à peu près tout faire ; ou du moins, il sait en avoir l'air !

Il n'est pas rare qu'un accessoiriste ait, selon ses dispositions, occupé par le passé un poste de peintre, de constructeur, de menuisier ou de serrurier. Il peut se

Le statut de l'accessoiriste

Jusqu'aux années 1950, tournage était essentiellement synonyme de studio, et l'accessoiriste était un simple exécutant, membre d'une équipe décoration présente aux abords du plateau. Avec l'allègement du matériel, le cinéma a pu s'évader ; l'accessoiriste l'a suivi et sa fonction s'est autonomisée. Le champ de ses prérogatives n'a cessé de s'étendre, et il est devenu un interlocuteur à part entière du réalisateur et de tous les chefs de poste. De nos jours, nombre de demandes lui sont directement adressées ; il assume ainsi de nombreuses responsabilités, et il n'est pas rare qu'elles débordent les heures de travail officielles.

L'accessoiriste pourrait dès lors légitimement revendiquer le statut de cadre, d'autant plus que les habitudes de travail évoluent encore. D'un côté, les films avec des équipes de plus en plus réduites se multiplient, et chaque poste, plus indépendant, a un rôle décisif ; de l'autre, les productions plus importantes impliquent la présence d'un assistant pour assurer la réactivité, l'anticipation et l'inventivité que le plateau exige.

Cette réévaluation du statut de l'accessoiriste n'est cependant pas aisée, car elle implique une véritable reconnaissance de ce poste par de multiples acteurs sociaux : productions, syndicats, organisations patronales et ministères de tutelle. Leur mobilisation dépendra beaucoup de celle des accessoiristes eux-mêmes ; leur indépendance d'esprit n'est, en l'occurrence, pas leur meilleur atout.

construire le carnet d'adresses du régisseur d'extérieurs, ou encore choisir de se spécialiser en effets spéciaux. Avoir l'ambition d'endosser la responsabilité du poste d'ensemblier s'appuie sur une longue expérience alliée à une solide culture artistique. Cela peut ensuite mener aux responsabilités du chef décorateur. En l'absence d'une longue formation, s'essayer à ce poste sur des courts-métrages est capital pour faire ses preuves, prendre de l'assurance puis affirmer son style et ses atouts. Car c'est la confiance de réalisateurs et de producteurs qu'il faudra obtenir pour faire ainsi évoluer sa carrière.

Comme tout un chacun, on peut bien entendu éprouver de la lassitude par moment, désirer changer totalement de voie, devenir producteur, jardinier, écrivain ou documentaliste. Tout est possible. Mais la richesse et le renouvellement des situations que procure ce drôle de métier font que souvent, le but de l'accessoiriste est de devenir... accessoiriste !

Enjeux d'avenir

En France, traditionnellement, l'accessoiriste est seul à son poste. Les habitudes de production sont tenaces, et il est difficile d'obtenir un assistant tout le long d'un tournage. On peut envisager au préalable cette éventualité avec le chef décorateur, afin d'obtenir son appui, ou à tout le moins l'impliquer dans cette éventualité. Car sans même avoir lu le scénario, on peut prévoir que les occasions ne manqueront pas où l'absence d'aide pour l'accessoiriste sera préjudiciable au travail de l'équipe entière. Se voir promettre le soutien, qui ne sera que ponctuel, d'un membre de l'équipe décoration ou réalisation n'est bien sûr pas une option satisfaisante. Seconder un accessoiriste suppose en effet, pour être efficace, de s'être au préalable familiarisé avec ses méthodes de travail, avec celles de l'équipe, et d'avoir une connaissance approfondie du scénario et du matériel. On n'acquiert pas cela en n'étant aux côtés de l'accessoiriste que de temps à autre. Obtenir, pour tout le tournage, un stagiaire conventionné sans réelle expérience reste une sorte de déni des spécificités de la fonction et des difficultés du plateau. Ce pis-aller ne pourra devenir profitable que si l'on a le goût – et le temps ! – d'enseigner les premiers rudiments du métier.

Pourtant, la présence d'un véritable équipier semble pour tous une évidence dès lors que l'on en fait l'expérience. En effet, comment ne pas s'absenter quand il faut aller chercher quelque chose au camion ? Comment préparer les accessoires de la scène suivante en restant entièrement au service de celle qui se tourne ? Comment vérifier le bon placement des accessoires à l'image s'il faut, pour des raisons pratiques, se tenir au plus près du comédien durant la prise ? Le rythme sur le plateau comme la qualité du résultat à l'image pâtissent de l'absence de cette aide.

Faire évoluer les mentalités pour que soit reconnue l'importance du poste d'assistant accessoiriste constitue un enjeu d'avenir pour améliorer le champ d'intervention de l'accessoiriste, pour rendre plus fluide le rythme général du plateau, et surtout pour que le film profite pleinement de la qualité du travail de la décoration.

Association d'accessoiristes

La création en 2011 de l'Association française des accessoiristes de plateau (AFAP) a réuni les accessoiristes adhérents autour de valeurs professionnelles et déontologiques communes.

L'AFAP structure l'existence sociale des accessoiristes, assiste si nécessaire ses adhérents, et représente leur profession auprès des instances officielles, professionnelles et juridiques.

Des réunions régulières sont, pour ces techniciens qui par nature se croisent peu, l'occasion de se connaître, tandis que le site Internet (www.afap.fr) permet de transmettre les expériences et de faire circuler toutes sortes d'informations.

Chapitre 2
Sur le terrain

Matériel

L'accessoiriste n'est que la moitié de lui-même sans sa panoplie composée de matériel technique, de tout un attirail d'objets usuels ou singuliers, et des moyens de déplacer cet équipement.

Le stock

Accessoires et outillage, le stock de l'accessoiriste ne cessera de s'étoffer au fil de sa carrière : cette accumulation est à la fois le reflet de sa personnalité et le moyen de répondre aux demandes les plus variées.

Concernant le matériel technique, le point commun de tous les accessoiristes est la recherche de la qualité. Les outils premier prix, en particulier, sont bannis, car la fiabilité a un coût, et celle-ci est primordiale : rien de plus rageant qu'une clé de 8 qui se déforme sur un boulon, rendant au passage celui-ci impossible à dévisser. Le matériel électroportatif (visseuse, disqueuse, scie, décapeur, etc.) doit être choisi avec le même soin, même si les tournages n'en nécessitent pas un usage aussi intensif, que lorsque l'on travaille en atelier. Il faut se procurer également certains équipements spécifiques, tel que raccord pompier pour prendre de l'eau dans la rue (prévoir alors les autorisations avec la régie... si possible), soudeuse à sac plastique, filet de camouflage, etc. Cela représente un investissement conséquent, mais dont on se félicite à chaque occasion.

Durant la préparation d'un tournage, entre deux films, on est aussi amené à confectionner du matériel particulier, mais qui resservira à coup sûr : fausses bûches, rampes à gaz et à pluie, clés carrées et triangulaires pour manœuvrer bouches d'incendie, trappes EDF et toutes sortes d'accès. Tout ce que l'on ne trouve pas ou difficilement dans le commerce, on apprendra à le fabriquer.

Le reste du stock (sa majeure partie en volume) concerne les objets, accessoires, ustensiles, éléments de mobilier, documents et matériaux les plus divers. Les années qui se succèdent amènent l'accessoiriste à accumuler de plus en plus de choses, qu'il aura récupérées ou rachetées aux productions, ou qu'il aura trouvées lors de sa fréquentation assidue des brocantes et autres commerces.

La valeur de ce stock dépasse donc largement son coût (déjà loin d'être négligeable), car il est le résultat d'années de pratique, le fruit de recherches opiniâtres autant que de flânerie et de chance. Ainsi, en cas de casse, de perte ou de vol, son remplacement ne se fait pas simplement à coup de carnet de chèques dans une tournée de magasins. L'assurer, quand cela est possible, est très malaisé, car il est ancien, souvent sans facture, donc mal évalué. Avant même de chercher à le rentabiliser, on prend donc le plus grand soin à son entretien et à sa conservation.

Chaque accessoiriste fait un choix de logistique, selon ses moyens et sa conception du métier. Chacun possède un lieu de stockage, qui va de quelques m^3 de cave à un véritable entrepôt, doublé d'un atelier. C'est une capacité de réaction supplémentaire, un confort de travail ; cela suppose, quoi qu'il en soit, une véritable organisation et un budget, incompressible, qui pourra peser lourd les années de vaches maigres.

Plusieurs attitudes sont possibles. L'expérience permet d'affiner son choix et de ne conserver que ce qui sert presque à coup sûr à chaque tournage, en privilégiant les petites choses de qualité. Ou bien on se passionne pour une compilation hétéroclite, et l'on dispose à la fois d'un arsenal technique et d'une véritable échoppe d'antiquaire. L'idée est de placer dans son camion quelques accessoires spécifiques et pertinents à chaque type de film. Cela soulage l'équipe décoration, qui a ainsi moins de recherches à faire, ou simplement complète et enrichit son panel de propositions.

Le plus souvent, l'accessoiriste est à cheval entre ces deux options, et quelle que soit la taille de son local de stockage, il y pénètre partagé entre la certitude que s'y trouve ce qu'il vient y chercher, et la crainte de ne pas le retrouver. À chaque début de tournage, il se félicite d'avoir emmagasiné tout ce qu'il est à même de proposer au film, et à chaque fin de tournage, il s'angoisse à l'idée que le contenu de son camion ne retrouve pas une place définie dans son lieu de conservation.

L'accessoiriste devient donc, par force et malgré les apparences, un véritable expert de l'organisation. Cette science trouvera son expression ultime dans son camion.

La camionnette

Généralement d'une douzaine de m^3, la camionnette de l'accessoiriste est nimbée de l'aura de la caverne d'Ali Baba. Même les techniciens les plus aguerris jetteront un œil curieux à l'intérieur, tandis que les novices ne cacheront pas leur fascination pour cette antre pléthorique, d'où l'on extrait illico le plus particulier des accessoires que le réalisateur vient de demander.

Si le camion est la possession de l'accessoiriste, il a la charge de son entretien et la responsabilité de sa fiabilité. Il peut l'organiser à son aise, y installant établi et étau, aménageant le moindre recoin en étagères et tiroirs de toutes sortes, pour rentabiliser l'espace et y loger tout son matériel.

Si le véhicule est en location, ce sera moins optimisé mais, équipé de rayonnages suffisants, les caisses, valises, cartons à dessins et tubes de tous formats s'y organiseront correctement, à l'aide de sangles, Sandow, et autres crochets.

Au bout du compte, le véhicule doit permettre d'accueillir, d'une manière connue du seul accessoiriste, tout un capharnaüm que son éventuel assistant mettra plusieurs jours à cartographier.

Il arrive fatalement que tel accessoire, que l'on est certain d'avoir stocké, reste désespérément introuvable, car rangé d'une manière si intelligente que l'on en a oublié le principe ! C'est cause de fébrilité tournant à la rage, lorsque tout le plateau attend que l'on apparaisse en sa possession. Généralement, on remet la main dessus – et normalement, à temps. Les pochettes plastique à Zip dans lesquelles on place les accessoires récurrents de chaque rôle sont un allié précieux, que l'on rassemble dans une caisse facilement accessible. Mais il est parfois nécessaire d'embarquer un élément de décor qui, encombrant le camion, rend toute recherche longue et laborieuse.

On ne dira donc jamais assez que l'organisation du camion est primordiale, et l'on y consacre à l'issue de chaque journée le temps qu'il faut pour s'y retrouver le jour suivant. Mais il y a tellement de choses à y mettre que l'on est forcé de glisser les petites tiges dans des tubes enfilés dans de plus grands cylindres, obligé de réunir nappes, voilages et bouts de tissus dans un sac caché derrière un coussin, et réduit aussi à laisser dehors ce porte-craie ou ce chapelet de boucles de ceintures de sécurité, dont l'on se sert de temps en temps et que l'on ne sait jamais où ranger.

D'où un irréductible bordel minimum, dont le détail est révélateur de la manière de travailler de chaque accessoiriste, et donc de sa psychologie. Mais la qualité d'un accessoiriste ne se mesure pas, ce serait trop simple, à l'ordre qui règne dans son camion. Du reste, le chaos aux yeux du visiteur n'est qu'une forme supérieure de classification parfaite aux yeux de l'accessoiriste. Du moins aime-t-il le laisser croire – et espère-t-il le vérifier à la prochaine demande inattendue.

Et dans tous les cas, un espace totalement libre sera préservé au sol : celui de la roulante, qui vient chaque soir, ou presque, dormir bien sanglée dans son camion.

MON CAMION ...
ET LA LISTE DU MATÉRIEL QU'IL CONTIENT

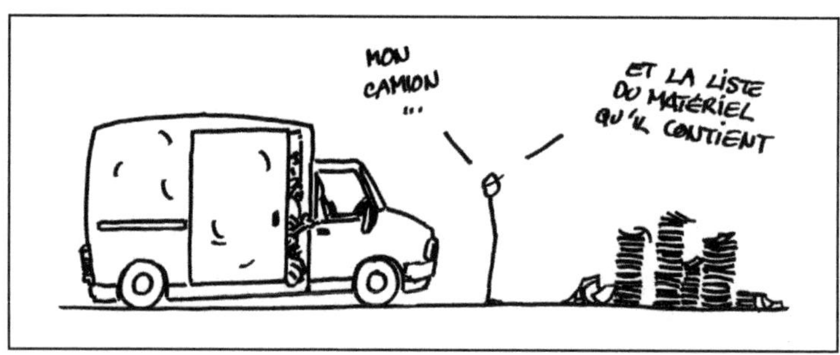

La roulante

Fidèle compagne de l'accessoiriste, la roulante rassemble, en un volume réduit tiroirs, divers contenants et systèmes d'accroche. Sa double fonction est en effet d'emporter les accessoires du jour et le matériel, qui doit être en permanence immédiatement disponible.

On y trouve donc quelques outils de base (marteau, tournevis, agrafeuse, ciseaux), une surface de travail équipée d'une plaque de coupe, un emplacement où ranger le scénario et autres paperasses, une visseuse, ses embouts et quelques forets, le chapelet de divers rouleaux d'adhésif, de la Patafix*, quelques marqueurs, du liquide lave-vitre et de l'essuie-tout, un assortiment de clous, vis et crochets, de la cire à patine et une brosse, de la colle (en bombe et de type cyanoacrylate), du petit cordage et de la chaînette, le tout surmonté d'un ou plusieurs balais.

On adjoint à cela tout ou partie des accessoires de la séquence ou du jour, grâce à des casiers encore libres, des tubes sur les côtés et des crochets tout autour. L'apparence de ce petit véhicule est donc changeante selon la journée qui se déroule.

Certains accessoiristes se procurent une belle roulante en alu soudé, avec moult tiroirs à glissières et 4 roues ; d'autres la fabriquent en bois puis la peignent, ou attachent simplement des blocs tiroirs en plastique à un diable, le tout acheté au rayon bricolage. Certains la personnalisent d'images souvenirs de précédentes aventures. L'important est qu'elle permette à l'accessoiriste de répondre, à sa manière, aux multiples exigences du plateau.

Préparation

D'une durée de plusieurs mois pour quelques postes à quelques jours pour beaucoup d'autres, cette période est celle où, la recherche de financements achevée et le budget prévisionnel bientôt bouclé, le projet est lancé et prend des dimensions concrètes. On rassemble une équipe, on met des visages de comédiens sur chaque nom du scénario, on élabore un plan de travail, on fait des repérages, on construit les décors. L'accessoiriste aura généralement une semaine pour se plonger dans le scénario, rencontrer ses principaux collaborateurs et réunir ses accessoires.

Constitution de l'équipe

La composition d'une équipe de tournage se fait généralement par cooptation : le réalisateur choisit les chefs de poste qu'il apprécie, et s'il n'en a pas de favoris, il laisse à son assistant ou au directeur de production le soin de lui en faire rencontrer. Une fois embauchés, les chefs de poste appellent leurs assistants, pour qu'ils mobilisent leurs collaborateurs. Dans les faits, les équipes se réunissent donc selon l'estime professionnelle et les amitiés qui se sont forgées au fil des tournages.

Le cas de l'accessoiriste est un peu particulier. Les liens qu'il tisse sont évidemment primordiaux mais, étant au croisement de multiples corps de métiers, il peut être appelé par différentes personnes. C'est souvent le chef décorateur qui le présente au réalisateur, afin qu'une rencontre valide ce choix. Mais un réalisateur peut naturellement amener son accessoiriste et, même si ce n'est pas le cas, le chef décorateur peut préférer laisser au réalisateur le soin de trouver le titulaire de ce poste. Si les accessoiristes pressentis par l'un ou l'autre ne sont pas disponibles, le premier assistant réalisateur ou le directeur de production décroche alors son téléphone. On peut également demander à un membre de l'équipe décoration ou à un régisseur d'ouvrir son carnet d'adresses, voire de consulter une tierce personne de confiance ne travaillant pas sur le même film.

Casting technique

Un accessoiriste, comme nombre de techniciens, peut donc être amené à officier sur un film où il ne connaît absolument personne. C'est l'occasion des expériences les plus enrichissantes et l'opportunité d'élargir le champ des employeurs potentiels. Dans ces cas-là, on convoque souvent plusieurs accessoiristes et le choix du titulaire se fait à l'issue d'une sorte de casting.

Dès le premier coup de fil, après avoir confirmé sa disponibilité, on prend connaissance des divers fondamentaux du projet : réalisateur, univers du scénario, lieu de tournage, temps de tournage et conditions financières. Si l'on est partant, un rendez-vous est très vite calé, avec le chef décorateur, ou directement avec le réalisateur.

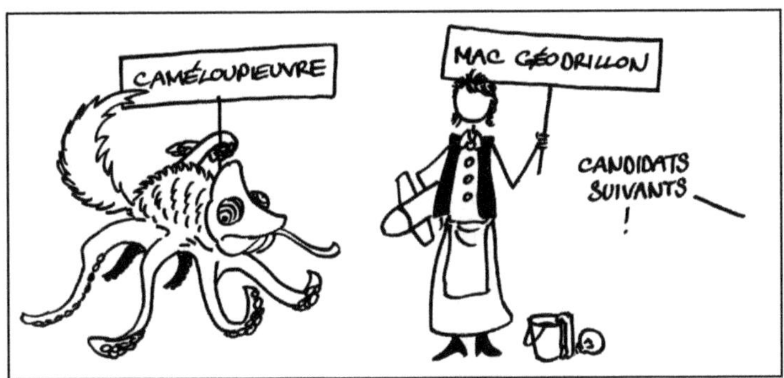

Si le port du costume-cravate n'est définitivement pas l'usage, on doit quand même se préparer à résumer son parcours, présenter son CV, voire répondre à quelques questions concernant le cinéma en général et son métier en particulier.

Chaque projet est une suite de rencontres. Les premières entrevues initient une phase d'observation, presque animale, entre des êtres susceptibles de travailler ensemble, pour appréhender les termes de la collaboration à venir. À travers les premiers mots, les premières infos, on donne des indices de son caractère, on décrypte celui de ses interlocuteurs. Avec le chef décorateur, on parlera plutôt méthodes de travail respectives, caractère du réalisateur, ambiances recherchées, matériel requis ; puis, avec l'équipe réalisation, les grandes lignes du scénario sont tracées, les spécificités concernant les accessoires évoquées.

De son côté, l'accessoiriste a pris soin de se renseigner sur le réalisateur et le chef décorateur, peut-être de visionner des films, pour se présenter en ayant cerné autant que possible les responsables artistiques du film. Connaître les parcours du premier assistant réalisateur et du chef opérateur permet également de mieux préparer l'entretien. Le CV a certainement été transmis par mail, mais l'essentiel se joue dans les échanges de regards, dans les réponses que l'on donne autant que dans les questions que l'on pose. Bref, tout se passe au niveau des « atomes crochus ». Il faut donner envie à ses interlocuteurs de parier sur soi. Le réalisateur lui-même a dû convaincre le producteur de faire un tel pari pour que le film se monte !

On a vu que ce poste suppose un important investissement personnel ; cela implique aussi que, à qualités « techniques » équivalentes, les accessoiristes ne sont pas si facilement interchangeables. Pour tel scénario avec tel réalisateur et tels comédiens, tel accessoiriste sera parfaitement à sa place (entente cordiale avec les acteurs principaux, dialogue fructueux avec le réalisateur) tandis que tel autre, moins en adéquation avec le climat du film, avec le tempérament du réalisateur, y sera moins heureux.

Ce sont ces paramètres impalpables que chacun évalue. Le cinéma est un milieu où la hiérarchie, bien que très présente, cède à tous les instants le pas aux relations personnelles, et l'embauche définitive se fera, au-delà du CV, sur des critères largement subjectifs. Bien entendu, c'est le réalisateur qui approuve en dernier lieu la titularisation de ce proche collaborateur. On en est prévenu immédiatement à l'issue de cet entretien, ou par un coup de fil ultérieur si d'autres postulants doivent être rencontrés.

Les membres d'une équipe de tournage ne se sont naturellement pas tous choisis mutuellement, et durant le tournage se succèdent moments de satisfaction partagée et pics de tension inévitables.

La préparation, prologue à cette longue immersion que constitue un tournage, doit aussi permettre à chacun de circonscrire toutes les difficultés prévisibles et de se prémunir de toutes les autres.

Premiers contacts

Les premiers entretiens ont souvent lieu dans les locaux de préparation du tournage, loués ou aménagés dans les bureaux de la production elle-même. Au début, ne s'y trouvent que le directeur de production et sa secrétaire, le réalisateur et un ou deux assistants réalisateurs, le régisseur général et son adjoint. Peu à peu, cette équipe s'étoffe, de plus en plus de gens passent et s'installent. Bientôt d'autres locaux sont mobilisés, pour présenter et stocker les costumes, accueillir une équipe décoration qui louera sans doute un atelier voire des studios pour la construction de décors. L'embauche confirmée, on se présente «officiellement» à chaque membre de l'équipe déjà au travail dans les locaux de préparation.

Contrat écrit, contrat oral

C'est alors le moment de discuter avec le directeur de production. La plupart des salariés ont dans son bureau un entretien dont la teneur reste confidentielle.

En effet, les conditions d'embauche ne sont jamais exactement les mêmes pour tous les membres de l'équipe ; cela alimentera parfois quelque sentiment d'injustice. Prestige du chef opérateur, matériel de l'assistant du son, voiture de l'assistant réalisateur pour le transport des comédiens, machine à laver de l'habilleuse, expérience du chef machiniste, césar du chef décorateur : chacun peut, plus ou moins (selon son poste, son expérience, son audace, ses opportunités...) faire valoir ses spécificités. C'est en tout cas le moment de fixer tous les termes de la collaboration, en précisant tout ce qui doit être précisé, en négociant tout ce qui peut être négocié. Il sera difficile de discuter et tirer plus tard avantage d'un point qui n'aura pas été abordé ici.

C'EST UN FILM
QUI SE PASSE EN 1950
DONC VOUS SEREZ PAYÉ
EN ANCIENS FRANCS

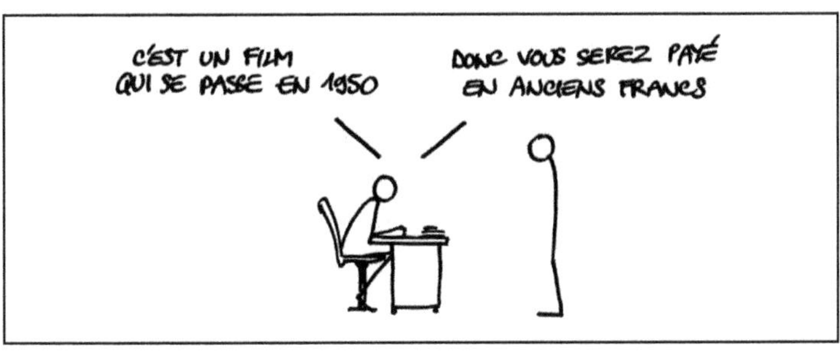

En premier lieu, on parlera naturellement du salaire. Avec la nouvelle convention collective, détaillée p. 97, celui-ci est désormais encadré par la loi. Mais l'annexe à laquelle le film est soumis, déterminée par sa catégorie budgétaire, laisse plus ou moins de zones à éclaircir. Il peut donc être utile de s'assurer de la rémunération des heures de préparation, de rangement, de nuit, et de la durée des transports prévus.

La question du budget des accessoires n'est en revanche pas un point crucial de cette entrevue. Parce que, imputé en propre ou rattaché au budget décoration, ce poste budgétaire atteint rarement une hauteur vertigineuse. Mais surtout parce qu'il dépend beaucoup plus d'indications du scénario et du réalisateur lui-même, que de choix de l'accessoiriste. On peut cependant rappeler à ce dernier de s'adapter au budget du film ; le directeur de production lui demandera sans doute son estimation des dépenses à venir, qu'il comparera avec la sienne. Dans tous les cas, l'accessoiriste doit demander un chèque d'avance sur frais ; il peut ainsi commencer son travail quel que soit l'état de ses propres finances.

Préciser tous les détails

La question des temps de transport concerne l'accessoiriste à un titre particulier. Il est en effet l'un des seuls techniciens (avec parfois le chef machiniste et le chef électricien) à éventuellement posséder un véhicule technique. Et que ce soit le sien ou non, il est de tradition qu'il le conduise sur le lieu de tournage le matin pour le ramener le soir à un parking sécurisé, dont le coût sera à la charge de la production le temps du tournage. Ces déplacements, à la différence de ceux des autres membres de l'équipe, constituent donc des heures de travail effectif, qui augmentent la durée légale du travail, et sont à rémunérer comme telles. Une autre solution est que la production recoure à un convoyeur, bien que l'on répugne souvent à confier son véhicule et son matériel personnels à un tiers. À chacun d'évaluer les différentes options.

Pour l'accessoiriste vient alors la négociation du tarif de mise à disposition de ce véhicule et de son matériel, la «bijoute*». Il doit fournir une liste aussi exhaustive que possible de ce stock de matériel, avec une estimation de sa valeur globale. Chacun a sa propre expérience de l'indemnité obtenue, qui varie selon les productions. Les différents témoignages dessinent une fourchette assez large; on a pu, sur des films très désargentés, se voir proposer 300 euros par semaine, pour le camion et la bijoute... Une telle somme représentant presque le prix de la location d'un camion, cela revient à faire cadeau à la production de son matériel. À l'inverse, obtenir 600 euros pour la seule bijoute est rare : cela suppose que l'on a investi dans du matériel coûteux de qualité (par exemple, diverses machines à fumée, gros ventilateur-mandrilloptère), qui fera gagner temps et argent à la production quand une location aurait été nécessaire. On évoque aussi l'usage et donc l'indemnisation du véhicule et du matériel, durant la préparation et les voyages éventuels.

Le mode de rétribution de cette mise à disposition est aussi à préciser. L'un d'eux consiste en la signature d'une convention de mise à disposition, sur le modèle de celle que l'on fait signer aux particuliers dont le logement sert pour quelques temps de décor. La somme convenue est alors versée directement, sans être soumise à charges. Mais ce système, parfois assimilé à du salaire déguisé, peut être litigieux en cas de contrôle Urssaf ou fiscal. Les indemnités kilométriques permettent aussi, selon un barème actualisé par l'administration fiscale, d'indemniser le salarié pour l'usage de son véhicule. Et si un reliquat de la somme convenue subsiste, il faudra alors le faire figurer sur la fiche de paie : cela a pour effet de coûter plus cher à la production, qui paie en sus les charges patronales, tandis que le salarié voit s'en déduire les charges salariales.

Lors de cette entrevue préparatoire avec le directeur de production, on se fait préciser si la ligne budgétaire de l'accessoiriste, salaire et fournitures, est indépendante ou rattachée au secteur décoration. Cela permet de clarifier à qui présenter frais, comptes et revendications, en particulier pour évoquer la présence d'un assistant accessoiriste.

On précise enfin la durée de la préparation du film (minimum une semaine) ainsi que celle de finition où, à la fin du film, on rapporte parfois les accessoires loués ou prêtés et où, en tout cas, on vide son camion et on range son stock.

Formalités

Aussitôt qu'il est acquis que l'on travaille sur le film, on remplit une feuille de renseignement pour que la secrétaire de production complète la DPAE (déclaration préalable à l'embauche), qui doit impérativement être envoyée à l'Urssaf avant le début du travail, même en l'absence de contrat signé.

On donne aussi à la secrétaire de production quelques documents nécessaires : carte grise de son véhicule, copie du permis de conduire, carte en cours de validité de la médecine du travail, relevé d'identité bancaire, et liste du matériel que l'on met à la disposition de la production. On signale l'association professionnelle à laquelle on adhère, pour que celle-ci soit mentionnée au générique de fin de film. De son côté, la secrétaire de production nous remet un modèle de bon de commande, afin que l'on puisse passer des ordres d'achat au nom de la production, et une matrice de notes de frais qui, avant d'être remboursées, sont attentivement visées par le directeur de production et, le cas échéant, par le chef décorateur. On demande aussi la liste artistique, la liste technique, la liste des décors et, si possible, le dépouillement général établi par les assistants réalisateurs, ainsi que le plan de travail (voir encadré page suivante).

Lecture, lectures

Enfin, si cela n'a pas encore été fait, on se fait remettre la dernière version du scénario du film. Aussitôt, on court s'enfermer chez soi pour en faire la lecture.

Les documents de travail

La bible

Document rassemblant toutes les informations du film en tournage. On y trouve donc : coordonnées de la production, synopsis, liste technique, liste artistique, liste des fournisseurs et leurs coordonnées, liste des décors et coordonnées des lieux de tournage, une sélection d'adresses utiles et, en cas de tournage hors Paris, les horaires de train et la liste des lieux d'hébergement et de restauration. La version dite muette est la plus distribuée, où les coordonnées personnelles des comédiens n'apparaissent pas. Les productions de série télévisée diffusent de plus une bible dite de production, où l'on détaille les origines et les développements des scénarios, ainsi que les caractéristiques des personnages.

La continuité

Document établi par la scripte, qui trace la chronologie du scénario, en précisant le jour, la date et l'heure, dans l'histoire, de l'action décrite dans chaque séquence. La continuité annonce également leur minutage, et peut reprendre des indications de costumes, d'accessoires, et toute information donnée par le scénario.

Le dépouillement général

Document fondamental, il recense, séquence par séquence, tout ce qui est requis par le scénario : décors, comédiens, figuration, costumes, accessoires, véhicules, armes, animaux, équipement spécifique, intervenants techniques, etc. L'accessoiriste fait le sien, qu'il compare avec celui remis par l'équipe réalisation.

La feuille de service

Ce document est remis en mains propres (et envoyé par mail) à chaque membre du film à l'issue de chaque journée. Cette double feuille format A4 recense avec précision absolument tout ce qui concerne la journée suivante : horaires, adresse des lieux de tournage, météo, lieu et heure prévue du repas, comédiens et figuration, séquences et décors, intervenants ponctuels, dépouillements du jour, convocation et recommandations pour chaque poste, itinéraires et transports, etc. C'est l'ultime référent de toute l'équipe, la bible du jour à laquelle on se rapporte en cas de doute, derrière laquelle on peut tenter de s'abriter en cas de problème. La moindre erreur, ambiguïté ou imprécision doit en être bannie, car elle peut avoir de fâcheuses conséquences sur la journée de travail.

La liste artistique

Elle rassemble le nom de chaque comédien et comédienne, et les coordonnées de leur agent. La consultation d'un site tel qu'IMDb.com (*International Movie Data base :* base de données internationale sur les films, très complète) permet alors, en cernant leur parcours, de se familiariser avec les comédiens que l'on va côtoyer.

La liste des décors

Elle présente adresses, dates d'occupation et contacts de tous les décors du film. Cela permet de passer sur les lieux avant le tournage pour préparer une installation de décor ou d'accessoires, et d'évaluer les temps de parcours, surtout si l'on dispose déjà d'un plan de travail.

...

…

La liste technique

Elle réunit les cordonnées de tous les membres de l'équipe technique. Ici aussi, on consultera utilement IMDb mais, à chaque début de film, les moins physionomistes regretteront que cette liste ne soit pas pourvue de photos. Que de temps gagné, de contacts facilités si l'on pouvait, grâce à un tel trombinoscope, associer un visage à la quarantaine de noms et de fonctions, dès le premier jour de tournage. Et quel plaisir que de parcourir, des années plus tard, une liste technique qui ne paraisse pas peuplée principalement d'inconnues et d'inconnus !

Le plan de travail

C'est le document de référence pour toute l'équipe qui, sous forme de tableau fixe la chronologie du tournage, avec dates, horaires et lieux. Chaque séquence y apparaît, avec tout ce que chacune nécessite en termes de comédiens, de figuration, d'interventions ponctuelles ou de dispositifs particuliers. On ne cessera de s'y référer, particulièrement pour définir les priorités d'organisation.

La première lecture est celle de la découverte. On cherche à lire le scénario comme on lit un roman, sans se préoccuper du travail que cela représentera, mais au contraire en se laissant emporter par l'intrigue, les personnages et les émotions. Cette première impression est fondamentale pour l'attachement que l'on voue au projet et détermine pour partie la profondeur de son investissement personnel. Les liens qui se nouent avec le réalisateur et l'équipe jouent également pour beaucoup, mais se sentir porté par un scénario est un atout très sûr pour faire naturellement un bon travail.

Le cas où le scénario n'emporte pas l'enthousiasme peut bien entendu se produire. L'accessoiriste, comme la plupart des membres d'une équipe, exprime rarement ses réserves : elles n'auraient aucune incidence utile. Pourtant, son travail suppose de se projeter en permanence dans la psychologie des personnages ; si ceux-ci lui paraissent mal ébauchés ou caricaturaux, la perspective sera moins motivante. Mais le scénario est rarement un motif de refus du projet, car d'autres motivations priment : d'abord l'intérêt que l'on porte à son métier et à ses challenges, la rémunération naturellement, mais aussi la fidélité à un réalisateur ou l'attachement à une équipe, ou à l'inverse l'opportunité de nouvelles rencontres, qui elles-mêmes ouvriront peut-être de nouvelles portes. Toutefois, si les premiers contacts manquent de chaleur, si les conditions financières s'avèrent médiocres ou pires, et si le plan de travail promet déjà un tournage pénible, alors la lecture d'un scénario qui laisse dubitatif pourra faire pencher la balance vers un refus.

Une seconde lecture permet de faire un premier dépouillement, c'est-à-dire une liste des éléments principaux concernant notre travail. On note les accessoires spécifiques (armes, téléphones portables, ordinateurs, infographies, effets spéciaux, fabrications). On note aussi les questions qui surgissent et les pièges éventuels. On se fait une idée des personnages, et on a peut-être même déjà des idées d'accessoires pour certains personnages. Dès ce moment, il s'agit de se placer dans l'état d'esprit qui prévaudra tout le long du tournage, et de s'emparer de ce qui nous est proposé. Ici, c'est un scénario, plus tard ce sera un décor, une situation. Il faut déjà se représenter l'ensemble de chaque scène, envisager son déroulement, pour d'abord ne rien oublier, puis imaginer, extrapoler pour laisser émerger ses propositions, mais aussi pour envisager à l'avance toutes les idées que pourront avoir comédiens ou réalisateur.

Assez rapidement s'organise la première véritable réunion de travail : la séance dite de « lecture technique ». Durant une journée, en présence du réalisateur, de son premier assistant, de la plupart des chefs de poste, on procède à une lecture attentive du scénario où chacun exprime les questions qu'il s'est posées, fait ses propositions. Cette séance paraît donc toujours très longue, mais c'est une étape primordiale dans la préparation, car elle permet d'éclaircir tous les points que le scénario laisse en suspens. C'est le moment de préciser tous les détails, même les plus futiles, ceux qui ne manqueront pas de devoir être précisés (une enveloppe ? quelle matière, quelle couleur, quelle taille ?), et que l'on se félicitera de connaître lors du tournage. C'est le moment de poser toutes les questions, y compris celles qui trahissent parfois une connaissance encore imparfaite du scénario ! C'est le moment d'une première rencontre avec l'équipe, de se familiariser avec elle. C'est aussi et surtout le moment de cerner le caractère du réalisateur, son mode de communication, sa méthode de travail, afin de commencer à anticiper sur ses priorités. Et lorsqu'il arrive que cette séance soit programmée avant que l'accessoiriste soit choisi, ou disponible, ce dernier paiera les manques de ce premier face-à-face tout au long du film.

Organisation

Avec l'équipe de tournage

Suite à cette réunion de lecture, on est enfin à pied d'œuvre. Pour commencer à s'organiser, on complète les échanges d'informations en tête-à-tête avec les différents participants : au chef opérateur, on demande ses préférences en matière d'accessoires lumineux (lampes portatives, gyrophares), de machine à fumée (type, fréquence d'usage). On se coordonne avec l'équipe costumes au sujet des accessoires concernant les deux postes : on s'assure notamment que, conformément aux usages, elle s'occupe du sac des comédiennes, tandis que l'on fournit les mallettes des comédiens; on précise aussi qui fournit serviettes de bain, montres, bijoux, voire lunettes, etc. Avec le maquillage, on évoque les pansements éventuels et effets spéciaux sanguinolents. Avec la régie, on parle entre autres des véhicules de jeu (modèles, plaques minéralogiques). On poursuit avec les assistants réalisateurs un dialogue qui sera nécessaire à tout propos et à tout instant. Enfin, on rencontre la scripte, dont la continuité nous est indispensable, puisque ce document rappelle accessoires, costumes et raccords de chaque séquence, établit leur minutage, et leurs date et heure dans l'histoire.

TU PRÉFÈRES UNE MACHINE À FUMÉE OU UNE MACHINE À BROUILLARD ?
AUCUNE. MOI JE M'OCCUPE DES COSTUMES

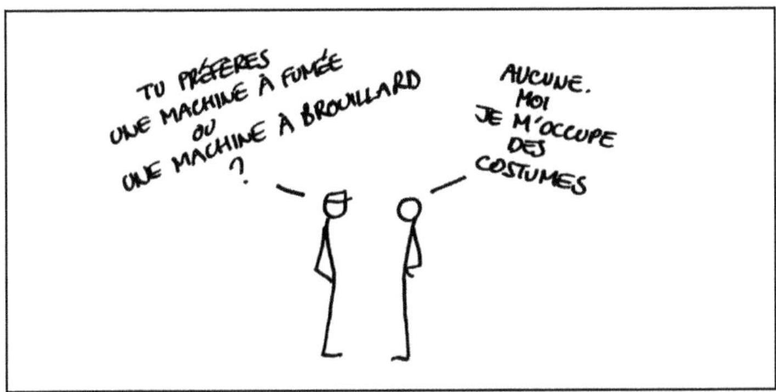

On collecte ainsi tous les renseignements qui nous seront utiles. Si l'on intervient sur le tournage d'une série, on demande à la production la bible scénaristique du projet, où sont définis les caractères des personnages récurrents, leur passé, leurs liens familiaux et amicaux, précisions qui alimentent le jeu des comédiens, donc le travail de l'accessoiriste.

On s'enquiert, auprès des assistants réalisateurs, voire du directeur de casting, des éventuelles phobies notoires des comédiens, de leurs habitudes particulières; il faut savoir quels comédiens sont fumeurs, et de quelle marque (durant le tournage, on sera amené, plus ou moins fréquemment, à les dépanner d'un paquet de leurs cigarettes préférées), et l'on demande aussi s'il y a des gauchers, particulièrement si l'on doit les équiper de holsters pour leur arme.

Tout dans la poche

Dès que possible, on note toutes les informations utiles dans un petit carnet, en consacrant une page à chaque jour de tournage : date, horaires et lieux de tournage, décor, nombre de figurants, et accessoires bien sûr. Ce carnet ne doit plus quitter notre poche, et on peut s'y reporter à tout moment jusqu'au dernier jour. Plus modernes, certains ont opté pour un support numérique type tablette ; chacun ses préférences.

Avec l'équipe décoration

Avec l'équipe décoration, on compare, on complète les dépouillements, on pointe les accessoires que l'accessoiriste a d'ores et déjà en stock, ceux que l'on pense se faire prêter, ceux qu'il faut acheter, louer, voire fabriquer, ceux qu'il faut adapter. On définit ce que l'accessoiriste peut assumer durant sa courte préparation et ce qui doit être pris en charge par le régisseur d'extérieurs et le reste de l'équipe. Un accessoire peut devoir être réalisé d'après documents d'époque, ou créé d'après un dessin. L'accessoiriste n'en aura pas toujours le temps ; ce sera alors fait par des membres de l'équipe décoration. On peut aussi devoir dupliquer en mousse un accessoire destiné à frapper un comédien.

On détermine aussi les séquences qui nécessitent un renfort sur le plateau, par exemple les scènes de repas, où la figuration est nombreuse, et celles où la livraison de denrées alimentaires, de fleurs ou de tout autre périssable devra être assurée au dernier moment (voir « Cas pratiques » p. 66). On liste également les scènes où des armes sont requises, celles où il y a des effets spéciaux, et on distingue alors celles dont l'accessoiriste peut s'acquitter seul de celles qui requerront la présence d'un spécialiste.

Pour des accessoires rares, officiels ou très techniques, l'équipe décoration commence, sans attendre l'accessoiriste, des démarches qui peuvent être longues. Un courrier portant l'en-tête de la production du film permettra d'accéder à des domaines réservés aux professionnels. On pourra ainsi obtenir l'autorisation et les visuels pour reproduire des documents spécifiques : télégramme de 1940, carte d'huissier de justice, extrait de casier judiciaire. Il est aussi possible de se faire prêter par le ministère de l'Intérieur certaines pièces d'identité. S'adres-

Les films historiques

On parle de film historique dès qu'il est question de recréer un univers du passé ; cependant, un film se déroulant à la Renaissance n'est pas nécessairement plus coûteux ou plus compliqué qu'un film sur les années 1980. Dans le premier cas, on recourra à des accessoires que l'on trouve chez des loueurs, ou qui se vendent encore : un panier en osier, une louche en fer, que l'on patinera. Les objets étaient en définitive moins nombreux qu'aujourd'hui, en matières naturelles et souvent robustes ! En revanche, trouver meublage et accessoires exactement contemporains d'un scénario se déroulant il y a 30 ans pourra se révéler plus ardu : toute approximation sera plus flagrante, et certains équipements demanderont, pour être utilisables, des interventions plus complexes s'ils ont 25 ans que s'ils en ont 250.

En matière de décor comme d'accessoires, le caractère historique est un paramètre parmi d'autres, moins déterminant que l'envergure du scénario ou l'ambition de la mise en scène. On devra sans doute, pour alimenter un film se passant à une période ancienne, rassembler davantage de documentation, fouiller archives et ouvrages historiques, consulter monographies, romans et catalogues en tout genre, etc. Cependant, il s'agit moins d'être fidèle à l'Histoire qu'à l'histoire, c'est-à-dire aux points de vue du scénario, du réalisateur et du chef décorateur. Les recherches artistiques et techniques dépendent donc avant tout de ce trio. Mais à budget égal, la décoration paraîtra davantage insolite et pittoresque si le récit est ancien que s'il est contemporain : le film d'époque, plus « spectaculaire », ouvrira plus grandes à l'équipe décoration les portes de la reconnaissance.

ser directement au fabricant est la bonne solution pour décrocher le prêt d'un éthylomètre, ou des talkies utilisés par la police nationale. Mais ces recherches vont aussi permettre de recueillir toutes sortes d'informations auprès d'interlocuteurs de divers horizons professionnels, parfois très motivés par la perspective de collaborer à un film. Certains consentent ainsi un prêt à titre gracieux d'un radiamètre, de logiciels spécialisés, voire de matériel plus lourd qui contribuera au meublage, tel un lit d'accouchement. On indique tous ces fournisseurs à la secrétaire de production afin qu'ils soient mentionnés dans la partie remerciements du générique de fin de film. Parallèlement, la production lance les démarches nécessaires pour obtenir certains objets via un accord de placement de produits.

Placement de produits

Le plus tôt possible, la production fait parvenir un scénario à des agences de placement de produits, qui évaluent l'intérêt que celui-ci peut avoir pour telle et telle marque. Ces entreprises spécialisées font ensuite des propositions de partenariat à des sociétés, consistant à insérer dans le film une référence à un objet, à un service ou simplement à une marque, moyennant paiement ou autre contrepartie. Si cette référence passe parfois par les dialogues, il s'agit le plus souvent d'utiliser un produit matériel de ladite marque. Cela concerne donc les biens les plus divers : automobiles, équipement, consommables, logiciels, objets luxueux (montres, bijoux) ou banals (eau en bouteille, dont l'équipe fait une grande consommation sur le tournage). Dans tous les cas, le fabricant doit être convaincu de l'intérêt que sa marque peut avoir à apparaître dans le film.

Durant la préparation, l'agence, la production et l'équipe décoration doivent donc déterminer quels accessoires seront fournis par ce biais, pour ensuite obtenir un panel de propositions. Car si recourir au placement de produit permet d'économiser voire de gagner de l'argent, ce système suppose, les contrats étant fréquemment exclusifs, de renoncer aux propositions de tous les concurrents. Imaginons par exemple que la production ait obtenu un accord avec la marque Longchamp. Pour peu que le réalisateur préfère un article dans la gamme de Lancel, cela se complique déjà. Lorsqu'au moment où l'on a trouvé le modèle Longchamp qui a convaincu chacun, l'agence de placement de produits annonce que cette marque se retire et qu'il faut se fournir chez Tumi, on commence à s'impatienter. Et quand la comédienne principale déclare n'arborer que des sacs Hermès, on finit par s'arracher les cheveux ! Au bout du compte, selon les impératifs de budget mais surtout l'opiniâtreté des uns et des autres, il n'est pas rare que l'on coure les boutiques en oubliant tout partenariat.

En tout cas, la gestion de ce système peut prendre pas mal de temps, car il rallonge la chaîne de décision. C'est pourquoi l'accessoiriste y a avant tout recours pour la fourniture des téléphones portables, accessoires d'un coût élevé et dont la gamme se renouvelle fréquemment. On obtient également assez facilement des accords pour la fourniture d'alcools, de champagne en particulier – bien qu'en France le CSA exclue boissons alcooliques, tabac, médicaments, armes à feu et préparations pour nourrissons du périmètre du placement de produits.

Il est peu fréquent que l'accessoiriste soit tenu au courant du détail des accords signés, d'autant moins que le propriétaire de la marque indique rarement précisément dès la signature son éventuel apport financier. Tout dépend alors de la valeur publicitaire que cet annonceur accorde à l'apparition de son produit, après visionnage du montage définitif.

L'essor du placement de produits

La promotion de marques hors d'un espace publicitaire est d'abord apparue en dehors de tout accord commercial. Ainsi, en 1882, dans le tableau *Un bar aux Folies Bergère*, on reconnaît nettement deux bouteilles de bière de la marque Bass (Édouard Manet appose sa signature dans l'étiquette d'un autre alcool !). Dès 1890, dans une affiche de Jules Chéret, Sarah Bernhardt, première star internationale, est la première à associer son image à un produit, la poudre de riz La Diaphane. Très souvent entourée de roses, elle faisait leur promotion en échange de leur gratuité.

La conclusion d'accords entre marques commerciales et productions cinématographiques se développe, mais ils restent sporadiques et en général limités à la fourniture gratuite de produits industriels. En 1982, le succès commercial des bonbons Reese's Pieces grâce à leur apparition dans le film de Steven Spielberg, *E.T. l'extra-terrestre*, ouvre l'ère industrielle du placement de produits. Ces partenariats se multiplient et se rationalisent alors pour aboutir à la création, en 1991 aux États-Unis, de l'ERMA *(Entertainment Resources and Marketing Association)*, puis en France des premières agences de placement de produits. Ils participent aujourd'hui de manière conséquente aux budgets des films commerciaux.

Quelques exemples marquants de placement de produits

1896 : *Embarquement*, des frères Lumière ; caisses d'eau d'Évian

1896 : *Les Laveuses* et *Défilé du 8e bataillon* des frères Lumière ; pancarte et caisses Sunlight Savon

1901 : *Barbe-Bleue* de George Méliès ; champagne Mercier

1922 : *Nanouk l'esquimau* de Robert Flaherty, produit par les fourrures Révillon. Création de la glace « Eskimo », commercialisée à la sortie du film, puis exploitée en France par Gervais

1955 : *Razzia sur la schnouf* de Henri Decoin ; Air France, alcool St-Raphaël, champagne Bollinger, papier à rouler OCB

1981 : *Les Dieux sont tombés sur la tête* de Jamie Uys ; bouteille de Coca-Cola

1982 : *E.T. l'extra-terrestre* de Steven Spielberg ; Coca-Cola, bonbons Reese's Pieces

1983 : *Superman III* de Richard Lester ; Marlboro a payé 42 000 dollars pour 22 placements par le personnage de Lois

2002 : *Minority Report* ; 25 millions de dollars pour placer près de 44 marques

Là encore, l'accessoiriste est déterminant car, sur les plateaux français, il est le dernier maillon de la chaîne du placement de produit. En effet, aux États-Unis, les accords sont plus fréquents et plus importants, et leur mise en œuvre fait l'objet d'un véritable contrôle. Dans l'Hexagone, il n'est pas rare que les réalisateurs n'aient qu'une vague idée des partenariats négociés pour faciliter la production de leur film, et s'avèrent hostiles, lors du tournage, à la mise en avant de toute marque.

L'accessoiriste peut ainsi éprouver la sensation du doigt pris entre l'arbre et l'écorce, naviguant à vue entre un réalisateur qui évite au maximum toute mention explicite et un directeur de production qui s'enquiert de la promotion des marques, synonyme d'espèces sonnantes et trébuchantes.

J'AVAIS DEMANDÉ UN STYLO MONT-BLANC
L'AGENCE DE PLACEMENT DE PRODUITS M'A DONNÉ DE LA CRÈME DESSERT

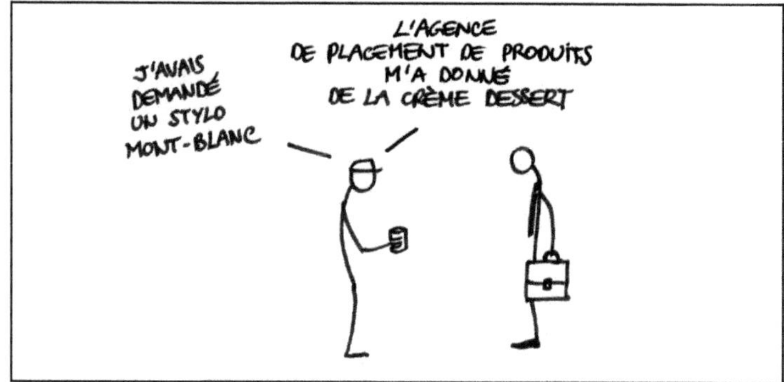

En solo

L'accessoiriste débute sa période de préparation en se replongeant dans le scénario pour se l'approprier, se familiariser avec les personnages et leurs actions. Il établit son dépouillement exhaustif, correspondant à chaque jour de tournage, pour commencer les achats de divers accessoires, complétant ceux qu'il possède déjà. Il parcourt la ville de magasin en magasin, fait des photos pour que chef décorateur ou réalisateur précisent la demande ou valident un choix avant l'achat. Avec un bon de commande de la production, il pourra réserver les armes chez l'armurier et, chez divers fournisseurs spécialisés, acheter un gyrophare ou un porte-carte de la police, ou encore des plaques d'immatriculation fictives, des substances pharmaceutiques...

Il procède surtout à ses recherches et aux essais concernant les effets spécifiques. C'est en effet son domaine de prédilection que de mettre en œuvre ce que le scénario indique de plus insolite, de plus spectaculaire, de plus saugrenu.

Un comédien doit manger un œil de mouton ? De la pâte d'amande, un peu de gélatine alimentaire, du caramel et une rondelle d'aubergine pour la pupille, cela devrait faire l'affaire ! Un robinet que la comédienne ouvre puis qui cède et l'arrose ? On dévisse un peu l'embase, on fragilise le joint, et on expérimente différents niveaux de pression à l'aide d'une vanne en amont. Et si une buse discrètement montée sur une dérivation produisait plus efficacement l'éclaboussement voulu? Attention, imperméable et serpillière indispensables! Une voiture qui doit fumer au démarrage? Il faudra y accrocher une petite machine munie d'un tuyau couplé au pot d'échappement. À moins que verser un peu d'huile dans l'admission d'air ne produise exactement la fumée désirée...

La première idée est souvent la bonne, et les meilleures pistes sont celles de la simplicité. Mais pour certains effets, il faudra tâtonner, essayer et échouer; modifier, inventer, et à nouveau tester, faire s'il le faut vérifier par autrui, pour finalement trouver différentes solutions d'aboutir à l'effet décrit, et parfois mieux encore que ce que l'on attendait!

Certains accessoires pourront être finalisés en cours de tournage mais on s'efforce d'en réunir la plupart avant qu'il ne commence, et en tout cas ceux qui jouent au cours des premiers jours.

Il restera enfin à faire valider les résultats par celui à qui tous ces efforts sont destinés : le réalisateur.

Présentation

Vient alors le moment de la présentation des accessoires; c'est une entrevue cruciale, la première où notre art personnel apparaîtra concrètement au réalisateur. Le soin que l'on y apporte a une grande influence sur la validation des accessoires, et plus généralement sur la suite de cette collaboration avec le réalisateur. On contacte donc auparavant son premier assistant pour trouver un moment de disponibilité : on ne peut se contenter de 2 minutes entre deux portes. Puis, dans les locaux de préparation, on ménage un espace libre et on y installe assez de tables pour y disposer tous les accessoires de manière aérée.

Autant que possible, on les présente en situation de jeu : on remplit sacs de sport ou de voyage, on pose les bijoux sur une bourse en velours, on déploie le parapluie, on affiche un nom ou un sms sur un téléphone portable, on déclenche le pistolet à bulles... Un livre ou un carnet sera légèrement frotté au papier de verre fin, une vieille affiche sera jaunie, quelques autocollants apposés sur un étui de guitare... On peut aussi mimer le geste qu'effectuera le comédien (un sniff de cocaïne) ou qu'il devra subir (un jet d'aérosol lacrymogène). Si l'on propose un choix d'après photos, on est attentif à la qualité du papier et de l'impression.

L'accord n'étant jamais acquis, on a toujours plusieurs offres différentes pour un même accessoire; on argumente l'intérêt particulier de chacune d'elles.

L'accessoiriste a souvent une préférence mais, en bon stratège, il sait que ses propositions sont d'autant mieux adoptées qu'elles ont été sobrement suggérées, afin qu'elles semblent avoir pour auteur celui à qui il les adresse.

Selon les validations obtenues, on sait si l'on a bien su comprendre et satisfaire les attentes du réalisateur. Si la présentation est réussie, on part du bon pied! On prévoit toujours un peu de temps, après cette entrevue, pour adapter les accessoires jouant dès les premiers jours aux éventuelles modifications demandées par le réalisateur.

ET ÇA, C'EST QUAND LE HÉROS REÇOIT UN SEAU D'EAU SUR LA TÊTE
PAS MAL NON ?

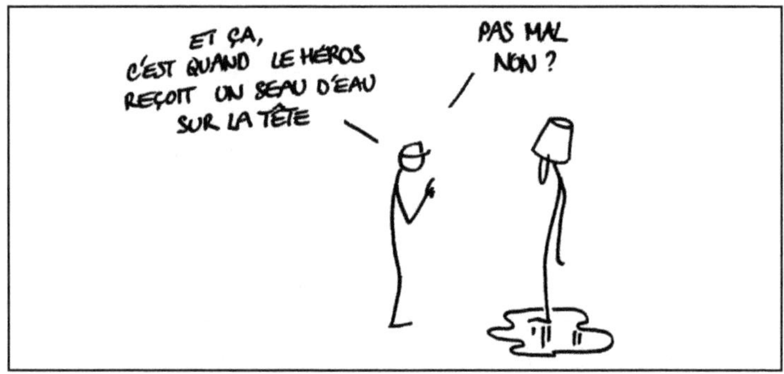

Chargement du camion

La période de préparation est presque terminée; on récupère son camion, chez le loueur le cas échéant, et on se rend à son stock pour procéder au chargement. On peut effectuer un tri selon le type de film : inutile de se munir de matériel de police s'il n'y en a pas dans le scénario. Mais on doit rester très prudent et le moindre doute signifie : «on embarque». Tout accessoiriste a déjà vécu ce cas particulièrement exaspérant : s'étant délesté de 2-3 choses sur les 438 qu'il emporte, ce sont celles-ci dont il aurait eu l'usage inopiné. Bref, après le chargement de sa roulante, de son stock personnel augmenté des accessoires que l'on a rassemblés durant la préparation, on file garer son désormais précieux véhicule en sécurité, dans un parking de confiance. On est prêt à tourner.

Fin de préparation

On voit généralement s'achever cette période avec plaisir. On appréhende pourtant le premier jour de tournage, on ne parvient pas à chasser tous les doutes : n'a-t-on rien oublié ? Comment va-t-on se sentir sur ce plateau ? Sait-on toujours exercer son métier ? Mais quel que soit le pincement au cœur, voire le stress, que l'on éprouve, on est heureux de se jeter enfin dans le bain, de prendre sa place à bord du navire et de lancer le moteur…

Habituellement, le vendredi soir avant le premier jour de tournage, la production organise un pot. La secrétaire de production distribue les bibles de début de tournage à tous les membres réunis. Quelques-uns se connaissent bien, d'autres se reconnaissent, parfois cherchent le film sur lequel ils ont déjà travaillé ensemble, et certains se rencontrent ; la valse des prénoms, des visages et des postes commence… Bientôt on sera tous familiers les uns des autres, et en attendant, on boit un coup dans la bonne humeur avant d'attaquer le tournage.

Tournage

Journée type

Il n'y en a pas ! Les activités de chaque journée dépendent des séquences à tourner, elles sont donc extrêmement diverses, de jour en jour, de film en film. C'est sans nul doute l'un des plus grands attraits des métiers liés aux tournages de films. Néanmoins, on peut décrire une sorte de générique de début et de fin de journée, dont le déroulé est quasi quotidien.

Avant de partir, on jette un coup d'œil à la feuille de service : on vérifie que l'itinéraire est bien présent, et on relit sa rubrique la plus cruciale, la liste des accessoires du jour.

Ce précieux document plié en quatre dans la poche, mini-torche lumineuse et pince-multifonction à la ceinture, on quitte son lieu de résidence, emportant éventuellement les consommables du jour sortis du frigo ou le matériel complémentaire que l'on aura déposés la veille devant la porte pour ne pas l'oublier.

Selon la journée qui se profile, on est déjà plus ou moins serein. Certains matins où l'on sait que les difficultés et les impondérables seront de la partie, on peut même avoir la sensation de s'engager dans un tunnel de charbons ardents... La nécessité d'envisager tous les cas de figure suppose de se préparer au pire, ce qui multiplie automatiquement les sources d'angoisse ! Dans ces cas-là, on se répète que toute journée a une fin et on se pénètre de l'adage, pertinent dans les moments difficiles de nos métiers : « Ce n'est qu'un film... » Mais comme c'est aussi notre gagne-pain, il ne permet qu'une relativisation assez théorique. À l'inverse, aborder une journée dense avec confiance, dans la certitude d'avoir tout prévu, est un plaisir en soi – qu'il faut donc apprécier car sa persistance n'est pas garantie...

Début de journée

On rejoint son camion, à pied, à vélo, à moto, en métro, en voiture, parfois même en taxi. Les temps de trajet étant une variable plutôt incontrôlable, on prévoit toujours assez large, afin de ne pas arriver sur le décor en retard et donc totalement stressé avant même d'avoir réellement commencé sa journée.

Une fois aux abords du tournage, l'endroit du stationnement peut donner lieu à quelque débat avec le régisseur, car on est susceptible de se rendre 20 fois par jour à son camion, en urgence, avec tout le plateau qui attend. Être stationné trop loin du décor, en plus d'ajouter du stress personnel, pénalisera tout le monde. Il s'agit d'être persuasif et diplomate, car naturellement, le régisseur a entendu la même chose de la part de chaque chauffeur de camion...

Sitôt garé, on descend sa roulante ; cela permet de vérifier que le contenu du camion était bien arrimé. On consulte à nouveau la feuille de service, avec son tableau en première page : il affiche l'ordre de tournage des séquences et, pour chacune d'elles, un résumé, l'effet (intérieur-jour par exemple), les rôles, le décor, et le jour dans la continuité. Certaines informations complémentaires intéressent particulièrement l'accessoiriste : le temps de tournage dédié, le nombre de pages concernées dans le scénario, et la durée de la séquence prévue au montage. L'heure à laquelle se déroule l'action dans l'histoire racontée, qui peut également conditionner l'état du décor, y figure rarement ; pour la connaître, on se reporte à la continuité. On rassemble ensuite les accessoires du jour, concentré pour ne rien oublier de ce qui pourrait être nécessaire, au-delà de ce qui est inscrit à la rubrique accessoires de la feuille de service – on y parvient rarement, d'où les multiples allers-retours. On approche bientôt du décor en poussant sa roulante, parfois chargé comme un SDF en dérive, et goûtant les derniers instants de tranquillité.

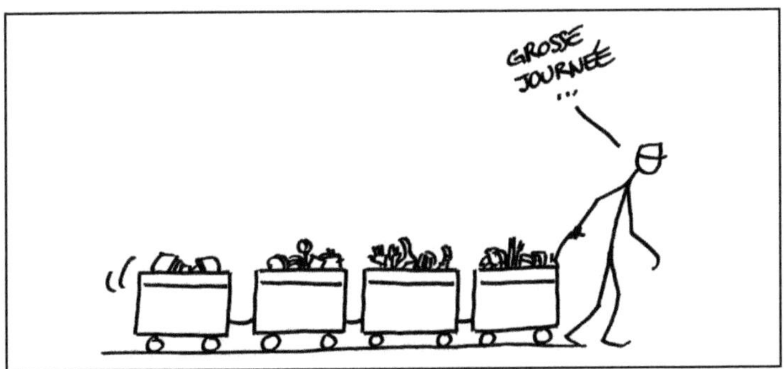

On salue ceux que l'on croise – on teste là sa bonne mémorisation de tous les prénoms. En cas de doute, on se reporte discrètement à l'en-tête de la feuille de service, où figurent noms et prénoms de tous les membres de l'équipe.

On trouve le bon coin pour parquer sa roulante, au plus proche du décor, laissant libres les passages, hors des champs possibles de la caméra : cet endroit idéal est rare, il sera bientôt très peuplé.

Ce serait le moment de se rendre à la table régie pour boire un petit café, et saluer la cantonade; mais en pratique, il y a souvent plus urgent.

Par exemple, puisque l'on en est désormais équipé sur chaque tournage, allumer son talkie-walkie, faire passer le fil sous son vêtement, et en ajuster l'oreillette : moment désagréable, où l'on signe sa soumission aux injonctions du plateau. Aucun ordre ne nous échappera plus... Pour l'heure, les voix grésillantes sont encore rares. Heureux celui qui bénéficie d'écouteurs confiés par l'ingénieur du son : ils diffusent tout ce que capte le micro du perchman, jusqu'au murmure des comédiens. C'est pour l'accessoiriste le meilleur moyen d'anticiper les annonces, les remarques et les demandes, avant même leur formulation – avec en prime, une troublante sensation de voyeur auditif.

On continue de saluer qui l'on croise – il y a foule sur un plateau – et l'on arrive sur le lieu de tournage. S'il s'agit d'un endroit loué à un particulier, on prend soin de se présenter à notre hôte, si nécessaire par l'entremise du régisseur, attentif

La table régie

Les tournages sont l'un des rares lieux de travail où l'on est nourri à toute heure et où l'on ne paie pas son café. Il arrive même qu'un assistant régisseur circule parmi l'équipe et présente à chacun un plateau de brochettes de fruits ou de mini-sandwichs. Si l'intermittent trouve cela parfaitement normal et légitime, un autre salarié, il est vrai rarement soumis aux rythmes chaotiques des tournages, en sera ébahi et à juste titre, envieux.

Redoutable tentatrice, la table régie est donc cette sorte de corne d'abondance montée sur roulettes, où l'on trouve en permanence une machine à café et quelques victuailles à disposition de l'équipe. On se laisse plus souvent séduire par un carré de chocolat que par une pomme, et le degré de faiblesse dont on fait preuve face à cette attirance déterminera si l'on finit un tournage avec 3 kilos de plus ou 2 de moins. Cependant, soucieux de notre ligne et de notre santé, les directeurs de productions imposent de plus en plus d'approvisionner la table régie avec de l'eau et des fruits, plutôt qu'avec jus et sodas, biscuits et gâteaux de marque, charcuteries corses ou périgourdines et Apéricubes. Nos artères les remercient.

lui aussi à conserver les bonnes grâces du propriétaire. Cette personne ignore en général ce qu'elle va éprouver : même si les tarifs de location sont conséquents, recevoir une équipe de tournage peut constituer une expérience assez traumatisante. Un matin, on subit l'invasion d'une troupe de colons, qui considère qu'elle est chez elle partout où elle se trouve. Toujours trop à l'étroit, cette équipe de prédateurs en action peut occasionner des dégâts insoupçonnés. D'abord elle investit tout l'espace : suspensions de lumières au plafond, déplacement du matériel au sol, dégondage d'une porte et occultation d'une fenêtre; puis, le temps de la prise, elle s'agglutine dans un coin de couloir. Et on recommence ensuite à quelques mètres : il est donc rare qu'aucune trace ne subsiste de tels séjours et mouvements. L'accessoiriste, garant du respect du décor en général, a tout intérêt à nouer une relation cordiale avec le ou la propriétaire, dont les ressources lui seront d'un grand secours. En effet, il aura toujours à utiliser l'évier ou une pièce de vaisselle, à demander un luminaire supplémentaire, voire un vase pour remplacer celui qui vient d'être brisé par un maladroit.

Cette précieuse formalité effectuée, on va à la pêche aux infos, en rejoignant les membres de l'équipe décoration s'ils sont présents, ou en se rapprochant des assistants réalisateurs.

On leur demande des précisions sur la première séquence à tourner et sur le découpage établi, sur l'action prévue. C'est là que tout peut arriver : 8 mètres de rideaux à repasser, une nappe à changer, une palissade à parer d'affiches, etc. Ces demandes de dernière minute ne permettent pas toujours à l'équipe décoration, plus ou moins présente, parfois éloignée du plateau, d'y répondre ; alors on se débrouille avec les moyens du bord. Un service à café à trouver, et on se précipitera vers un restaurant à proximité, ou un voisin, en espérant qu'il accepte d'en prêter un pour la journée, et que celui-ci conviendra au réalisateur ! Si rien de spécial n'est annoncé, patience : la journée commence à peine...

Quand le décor vient d'être livré, on fait une série de photographies embrassant l'ensemble et ses détails ; cela permet, à chaque changement d'axe de prise de vues, de le reconstituer fidèlement aux désirs du chef décorateur, et de ne pas se faire piéger par tel ou tel qui déplacera un élément sans en avertir l'accessoiriste.

On fait parfois un petit tour en loges, saluant doucement l'équipe habillage-maquillage-coiffure et les comédiens repliés dans leur havre de quiétude. On vient y chercher quelque vêtement pour personnaliser le décor, ou vérifier que tel portefeuille loge bien dans telle poche de costume.

On croit donc pouvoir tranquillement préparer les accessoires de la matinée, mais l'installation du premier plan commence déjà sur le décor. En l'absence des comédiens le plus souvent, parfois avec des doublures, le réalisateur, le chef opérateur et le cadreur conviennent de l'emplacement et des mouvements éventuels de la caméra. Puis, pendant que travelling et projecteurs s'installent, il faut déplacer un véhicule, poser un interrupteur factice, courir au camion chercher une sacoche qui n'était pas prévue. Les demandes se succèdent, les urgences se bousculent, qu'il faudra hiérarchiser, et parfois aussi rediriger : on demande à un électricien moins surchargé le remplacement des abat-jour que le chef opérateur est venu nous demander de faire. On commence déjà à replacer un meuble ou à chercher quelque chose à accrocher au mur, pour apaiser la phobie du vide qui s'abat facilement sur les responsables de l'image.

Dans le feu de l'action, on décide parfois de faire le nécessaire avant l'indispensable : disposer un stylo, des clés, des revues sur la table basse avant d'afficher sur l'ordinateur le document inscrit au scénario. Car procéder logiquement, c'est-à-dire commencer par l'indispensable, pourrait laisser croire à un premier assistant réalisateur que, l'essentiel étant en place, nous sommes prêt, et qu'il est possible de lancer le moteur. Cela signifierait trop souvent renoncer, faute de temps, au cœur de notre métier : l'accessoire !

Silence, on tourne

C'est l'heure du PAT*, le «prêt à tourner»; les comédiens arrivent. On fait une première répétition. On affine les places de caméra, sur son trépied ou sur ses rails, et le premier assistant caméra, décamètre en cuir ou télémètre laser en main, établit ses repères pour faire un point impeccable. Ultimes réglages de lumières, pendant que maquilleurs et coiffeurs font leurs dernières retouches. L'accessoiriste, lui, est ravi que tous ces techniciens aient encore à faire, il peut : vérifier que l'abat-jour est bien horizontal avec sa couture côté caché, arranger le tombant des rideaux, placer au plus près la bouilloire qui permettra d'apporter un thé fumant au commencement de chaque prise, ou découper le papier cadeau qui vient d'être choisi en larges morceaux permettant de renouveler l'emballage qui sera ouvert durant la prise.

L'heure du PAT est dépassée depuis vingt bonnes minutes lorsque l'on tourne enfin. Le réalisateur fait résonner «Moteur», l'ingénieur du son lui répond «Ça tourne». Le premier assistant caméra demande «Annonce*», le machiniste énonce alors le numéro de la séquence et celui du plan, suivis de celui de la prise, et il actionne le clap. Le cadreur déclare «Cadré» et le réalisateur lance «Action!»

Le premier plan est généralement un *master**, plan général, où l'action est décrite en plan large. Puis, selon le découpage, on passe aux plans rapprochés, champ-contrechamp. On aura parfois des plans de détail, les inserts : les accessoires y jouent en gros plan, il faut donc particulièrement les préparer.

Après chaque prise, on remet les accessoires «au départ». Parfois un comédien replace de lui-même tel objet là où il le faut, et on ne s'en occupe donc pas. Mais gare à ne pas trop compter là-dessus, car il oubliera fatalement de le faire à la 4e prise ou le repositionnera dans le mauvais sens, et c'est bien entendu l'accessoiriste qui sera en tort.

Alors que le tournage progresse, on pense à préparer la séquence suivante : on se félicite alors, le cas échéant, d'avoir obtenu un assistant pour anticiper sereinement les changements de séquence. Sinon, il faut choisir, et souvent courir : quitter l'écran de contrôle des yeux pour relire la séquence à venir, s'éloigner de quelques mètres pour se munir des prochains accessoires et les disposer, évaluer le temps de tournage de la prise pour aller silencieusement vérifier que le décor suivant est en place. Et la ronde continue.

Midi – ou presque

Et voilà la coupure repas; elle a été reculée deux fois, mais on ne mange ni froid ni brûlé, parce que le cuisinier est talentueux – et habitué. L'ingénieur du son et le perchman attendent que le plateau se vide pour faire des «sons seuls» ou des «ambiances». Parfois, l'accessoiriste leur donne un coup de main, qu'il s'agisse de conduire un véhicule *(rolling)*, déclencher un film sur une télévision du décor, faire fonctionner un accessoire bruyant, tirer un coup de feu, bref pour enregistrer isolément et en continu un son qui sera réintégré au montage audio. Lors de journées particulièrement lourdes, il faudra peut-être manger au lance-pierre, voire se préparer un sandwich à la table régie.

Si ce n'est pas le cas, on se rend à la cantine pour découvrir avec délectation le menu du jour. On choisit sa place selon les affinités – et les disponibilités. Assis, on est fréquemment témoin de l'activité favorite du technicien expérimenté attablé : «l'anecdotisme». C'est une sorte de démonstration traditionnelle où l'on rivalise de souvenirs relatant les situations les plus cocasses, héroïques ou ridicules, avec si possible quelques célébrités, techniques ou artistiques. On y assiste souvent hilare, parfois impressionné, vaguement frustré si l'on n'a pas le bon mot pour concourir, ou juste dépité si l'on préférait un repas plus paisible. Cette pratique résiste assez bien à la tendance des productions consistant à ne plus proposer systématiquement de bouteilles de vin lors des repas.

La tablée où se trouve le premier assistant réalisateur reste couramment au labeur. L'accessoiriste s'en approche au moment du café pour jeter un œil à la feuille de service du lendemain, en préparation. Il prévient alors si nécessaire le régisseur d'extérieurs ou le premier assistant décoration de tout changement concernant la prochaine journée.

La coupure repas peut aussi être le bon moment pour présenter un accessoire au réalisateur. Ou pas. Mais il faudra bien en trouver un, et toujours bien le choisir, afin de maximiser les chances de validation! Car attendre le dernier moment pour proposer un accessoire, c'est se priver de toute possibilité de s'adapter.

C'est la reprise. Peut-être faut-il changer d'emplacement de tournage (pièce d'un appartement, endroit extérieur), et la caravane des roulantes se met en branle. Plus rarement, il faudra se déplacer plus loin, au volant de son camion; de tels changements de décor sont évités au maximum, car ils réduisent le temps de travail effectif, surtout en ville.

Fin de journée

Beaucoup plus tard, après que le réalisateur a validé le dernier plan, après aussi qu'un silence complet a permis à une dernière «ambiance» sonore d'être enregistrée, l'annonce «C'est une fin de journée» retentit. La secrétaire de production ou le régisseur, qui attendait dans l'ombre avec une liasse de feuilles A4 dans les bras, circule alors en vitesse avant que l'équipe se disperse, pour remettre à chacun la feuille de service du lendemain. L'accessoiriste la consulte attentivement pour s'assurer qu'aucun «piège» ne s'y est glissé. C'est le moment de demander une ultime précision au réalisateur avant qu'il s'éclipse, ou encore de lui présenter pour validation quelque accessoire qui jouera les jours suivants. C'est aussi le moment de remercier le ou la propriétaire pour les services rendus.

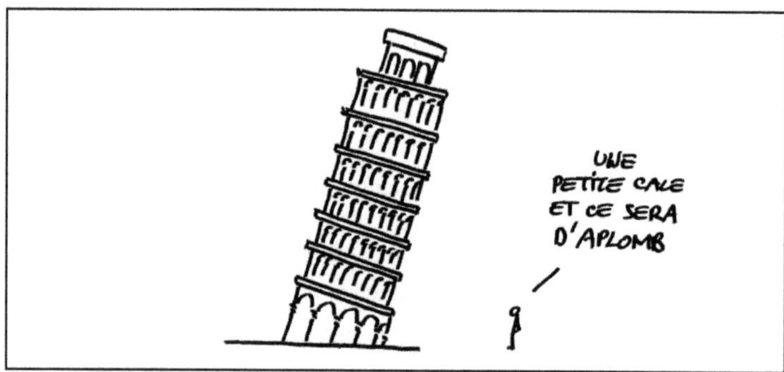

S'il a pu anticiper son rangement, l'accessoiriste sera au volant de son camion cinq minutes plus tard. Mais il doit parfois distribuer les périssables du jour pour en éviter le gâchis (nourriture, fleurs...), et souvent replacer quelques éléments de décor, revisser une poubelle de rue, arroser les plantes, faire un brin de vaisselle, démonter un accessoire, en nettoyer un autre, emballer le tout, rassembler ses outils, et rapatrier ce capharnaüm jusqu'à son camion où il le range plus ou moins soigneusement. Pour éviter à l'équipe déco de repasser sur un décor lointain, il chargera parfois un fauteuil, une plante ou une palissade. Puis, feuille de service à la main et mini-lampe torche au front ou à la bouche, il s'assure de la présence des accessoires du lendemain. Mais d'un coup, il file aux loges-costumes : il a oublié cigarettes et briquet de jeu dans la veste d'un comédien. Tout le monde est déjà parti, bon, ça attendra demain. Un dernier point téléphonique avec le régisseur d'extérieurs, et on se met en route.

Sauf si un pot a été annoncé ! Alors on va boire un verre à la santé de l'équipe qui paie un coup, et c'est le moment de décompresser, et l'occasion de découvrir des gens dont on est très proches pour quelques semaines sans pour autant les connaître.

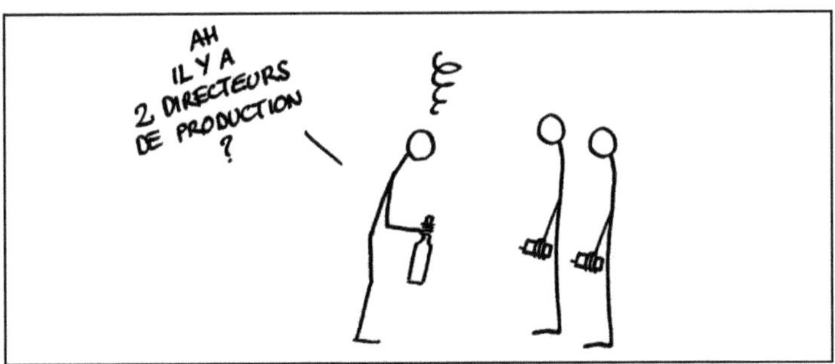

Mais il y a de la route à faire, donc on n'abusera pas... Et si, isolé dans la campagne, on n'a pas jeté l'itinéraire retour qui était joint à la feuille distribuée la veille, on rentre au plus vite chez soi, ou dans son hôtel. Là, on sait qu'il faut au moins relire les séquences du lendemain, parfois aussi finaliser un accessoire, imprimer un document de jeu, voire passer à une supérette acheter les consommables du lendemain.

Pour finir la journée, on tente de vérifier l'adage « Il y a une vie après le tournage » ! Car retrouver ses proches avant qu'il ne soit très tard ou, si l'on est en déplacement passer quelques coups de téléphone personnels, bref maintenir une vie sociale à peu près normale pendant un tournage, cela relève plutôt de la gageure.

Fin de tournage

Après 18, 22, 43 ou 68 jours de tournage, un soir, les annonces se succèdent : « Fin de journée, fin de semaine... et c'est une fin de tournage ! » Les applaudissements fusent ; quels que soient la foi que l'on a dans le projet, les liens qui se sont noués, le plaisir que l'on a éprouvé, un tournage est un moment d'investissement personnel qui marque chaque technicien. Pour quelques aguerris, ce n'est qu'un film de plus, pour beaucoup c'est un moment de satisfaction, certains sont soulagés et d'autres déjà mélancoliques. L'aventure est finie, chacun a les coordonnées de tous, mais les affinités qui se prolongent après un tournage ne sont pas si fréquentes.

L'accessoiriste a trié parmi les accessoires ceux qui seront rendus de ceux qui seront vendus. En effet, l'équipe décoration organise habituellement une petite vente à prix réduits (généralement 50 % du prix hors taxes) de tout ce qui a été acheté pour le film. Selon le budget de la décoration et sa propre fortune, c'est l'occasion de rentrer chez soi avec une parure de draps neuve, un fauteuil design, voire un jacuzzi ou même des rouleaux de laine de roche. L'accessoiriste est, lui, toujours partagé entre le désir d'acquérir et la crainte de s'encombrer. Car bientôt, pendant un ou deux jours, période dite « de finition », il va vider son camion et ranger tout son attirail, qui devra retrouver sa place de stockage. Il ira aussi rendre les derniers accessoires loués ou prêtés. Enfin, il classera ses dernières factures, les comptabilisera sur une ultime note de frais et rendra le tout à la production, clôturant ainsi ses comptes et son contrat de travail.

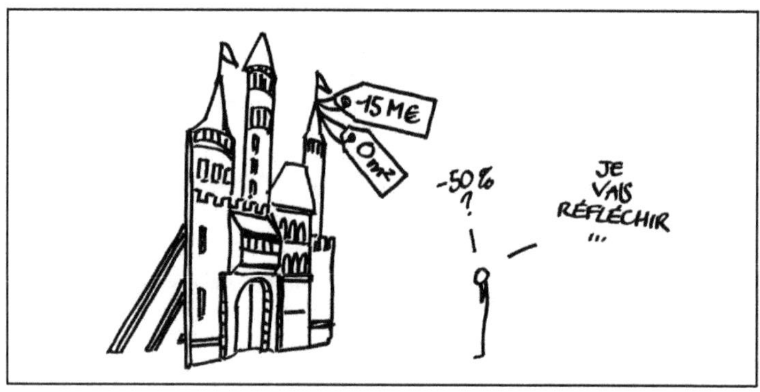

Dans quelques mois, on se rendra à la traditionnelle projection d'équipe précédant la sortie en salle, à la fois anxieux et excité par la découverte du film. Tel plan, que l'on avait tant préparé, n'a-t-il pas été coupé au montage ? Ou tel autre où, à la demande du réalisateur, l'on apparaît en barman ? Mais aussi, une erreur dans notre travail va-t-elle nous apparaître et sauter aux yeux de tous? Et bien sûr, le film va-t-il nous surprendre, nous décevoir ou combler nos attentes?

Fête de fin de film

Mais pour l'heure, dès que possible après le dernier plan, donc souvent le soir même, la production organise la fête de fin de tournage. Soirée incontournable au cours de laquelle on peut se voir remettre un tirage de la photo de l'équipe du film. Cette tradition s'estompe avec la raréfaction du photographe de plateau; on organise de plus en plus une rapide séance où quelques appareils numériques permettront l'envoi d'une photo par mail. On peut même espérer se voir offrir un cadeau de fin de tournage, mais trouver (et payer) un objet original qui plaira à tous est un challenge de moins en moins relevé par les productions. On repartait pourtant avec un tee-shirt que l'on portait sur les tournages suivants, un mini-clap au nom du film; et parfois une idée un peu plus originale : un porte-clés, des verres à vin gravés...

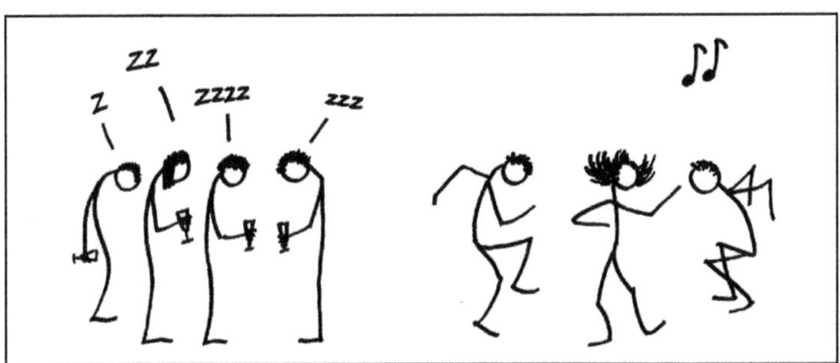

Exutoire final, ces ultimes agapes permettent des adieux festifs, pour graver les meilleurs souvenirs et entamer joyeusement la période de décompression. C'est aussi la dernière occasion pour ceux qui se désirent de conclure enfin, ou la première, pour les couples formés pendant une fête précédente, de se dévoiler. Car dans de tels cas, on gardera jusqu'au bout secrètes les idylles, pour que rien n'interfère avec l'ambiance de travail, et seuls seront dans la confidence quelques intimes, et les plus observateurs.

Tous ces moments où l'équipe est réunie à l'écart du plateau ont une réelle importance car en fin de compte, l'estime professionnelle est déterminée par la qualité des relations humaines que l'on tisse au fur et à mesure d'un tournage, plus que par tout autre paramètre. Cette alchimie oriente donc les avenirs professionnels, car elle forge aussi les souvenirs que chacun gardera de l'aventure unique que constitue un tournage.

Le jeu du plateau

Le cinéma s'organise autour d'un système éminemment hiérarchique, qui s'apparente à un dispositif militaire. Comme sur un champ de manœuvre, peu de membres sont autorisés à s'exprimer. Personne ou presque n'émet d'avis personnel, à moins d'y être invité par le réalisateur – et encore...

Une mécanique exigeante

La loi à laquelle les comportements sont soumis est donc non écrite. Un nouveau venu en saisira l'essentiel en quelques minutes, sans même s'en rendre compte. Si ce n'est pas le cas, ce n'est pas très bon signe pour son avenir dans le circuit... Quoi qu'il en soit, il faut bien observer le jeu du plateau avant d'y prendre part.

Pour ce faire, le nouveau venu doit trouver un endroit hors du champ de la caméra («Si tu vois la caméra, la caméra peut te voir», c'est la règle n° 1), où il ne soit pas dans l'axe d'une source de lumière (règle n° 2), ni sur le passage des techniciens (règle n° 3), tout en prenant garde aux reflets divers (voir la règle n° 1).

Il constate alors que chacun s'efforce de ne pas attirer l'attention : personne ne court, personne ne crie, personne ne s'énerve, personne ne panique. En théorie, du moins. En pratique, le plus souvent. Mais seulement en apparence. Car une des lois de base c'est : Tout-Va-Bien. Une des priorités est de ne pas déstabiliser le tournage. Chaque technicien doit ainsi prendre constamment en compte les spécificités de l'autre, car les départements ont parfois des exigences antagonistes : éclairer harmonieusement décors et comédiens, tout en plaçant un micro au plus près de leur visage; privilégier un changement d'état d'un décor, ou la modification de l'apparence d'un comédien. Chaque plan est une succession de contraintes opposées que le travail de l'équipe permet de concilier.

Un tournage est une machine complexe qui doit avancer inexorablement sur les rails tracés par le plan de travail. Chaque technicien est un rouage de cette mécanique qui, pilotée par le premier assistant réalisateur, a son propre rythme que toute l'équipe épouse ; et si tous ne sont pas en mouvement simultanément, chacun observe la progression de l'ensemble, à sa place, prêt à entrer en action, anticipant les moindres sollicitations. Car si on ne joue pas son rôle au moment où l'on doit le faire, ou lorsque survient un imprévu (un accessoire a été détérioré, un costume taché, un comédien est en retard, un chien aboie, un riverain commence à passer la tondeuse à gazon...), la machine se grippe.

Un problème, pas de problème

Si le problème a pour origine directe un aspect contractuel ou financier, le régisseur général et/ou le directeur de production sont mobilisés. Ce peut être un contrôle de police sur un tournage extérieur, ou un commerçant mécontent estimant que le tournage lui cause un préjudice. Le professionnalisme et la diplomatie doivent faire leur œuvre, distribuant force sourires et quelques papiers, papiers administratifs aux uns, et s'il le faut papier-monnaie aux autres... Si le problème dépend d'un technicien, on a vu qu'il a une solution. Forcément. « Jamais battu » ! Parfois on appelle à la rescousse l'accessoiriste au cas où il aurait une idée brillante... Et souvent la régie est mise à contribution, qu'il s'agisse de courir amadouer un voisin, ou de filer chez un fleuriste, un pharmacien ou un fournisseur.

Pour l'accessoiriste, les sources de problèmes ne manquent pas : un accessoire cassé, un malentendu avec un loueur, un retard de livraison. Si un imprévu se présente, il s'efforce, avec calme et détachement, d'avoir du répondant en proposant une solution, au moins quelque manière de le contourner de manière satisfaisante. Mais tant que le problème n'apparaît pas encore au grand jour, il se tait et l'évalue, essaie de le résoudre par lui-même ; il réfléchit, peut passer un coup de fil à l'équipe déco, ou à un collègue. À ce stade généralement, une solution a déjà commencé à apparaître : on bidouille le truc cassé, le régisseur d'extérieurs accourt déjà avec un objet équivalent. Sinon, l'accessoiriste s'adresse ensuite à toute personne potentiellement utile, et quand il n'a plus aucun recours possible, il en fait état au premier assistant réalisateur. Après s'être assuré qu'il est disponible, l'accessoiriste lui explique discrètement qu'il y a un problème qui s'avère insoluble. S'ensuit une intense activité cérébrale, où toutes les possibilités sont envisagées. Puis, nécessairement, une solution est trouvée, ou ce qui y ressemble le plus... Le pragmatisme domine : « The show must go on ». Le tournage doit se poursuivre et surtout, le scénario doit être respecté à la lettre.

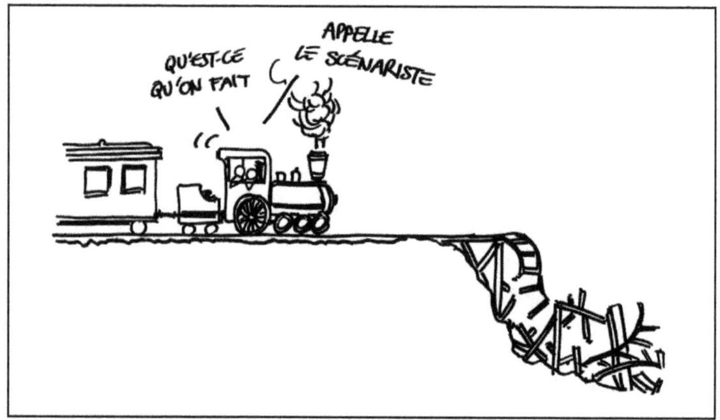

Quelles que soient les responsabilités, chacun collabore donc autant qu'il peut à la résolution d'une difficulté. Cependant, si l'on a objectivement manqué à ses obligations, les stigmates peuvent être plus durables que l'on ne penserait.

La préparation, la prudence et l'expérience permettent d'éviter ce genre de situation. Il s'agit autant de ne pas perdre la face, d'être à la hauteur de sa fonction (pour, selon l'expression consacrée, « faire le prochain »...) que de ne jamais ralentir la marche du travail, dont chaque minute coûte plusieurs centaines d'euros à la production (et encore plus en heures supplémentaires...).

Gérer les demandes, assumer ses limites

On le voit, tous les postes sont soumis à la tension qui règne sur les tournages. Mais l'accessoiriste, qui n'est ni cadre ni protégé par l'appartenance à une équipe présente, peut, plus que tout autre, être confronté à une situation totalement inédite. Par exemple, une scène écrite comme se déroulant en fin de repas, au moment du café, peut, par une décision inopinée du réalisateur, devenir une scène au cœur d'un repas, où les convives se servent et mangent : pour l'accessoiriste, cela change tout, car il faudra de la nourriture, au goût de chacun, renouvelable, servie chaude...

L'imprévu fait partie de l'exaltation du métier, mais il est évident que l'on ne peut pas satisfaire n'importe quelle demande. Il faut donc savoir lorsque l'on ne va pas pouvoir, et surtout savoir le dire simplement, sans laisser prise au sentiment de défaillance ou de culpabilité. Il en va du respect envers sa personne et sa fonction que l'on doit, dès les premiers moments, faire valoir. La limite des demandes excessives doit être claire pour ne pas laisser s'engager une spirale pernicieuse. Cela nécessite souvent «juste» de l'humour avec un soupçon de fermeté, pour s'adresser au premier assistant ou au réalisateur avec simplicité et conviction. Naturellement, c'est plus facile lorsque l'on a un peu d'expérience, et cela le sera d'autant plus que l'on aura auparavant pu montrer que l'on est à même de répondre aux demandes les plus impromptues.

Un travail très discret

D'une certaine manière, les techniciens sont les premiers spectateurs, mais aussi les premiers critiques du film en train d'être tourné. Chacun pourra ainsi avoir le sentiment de livrer un travail destiné à faire un film de la meilleure qualité possible, mais il a également pour but de produire une «bonne impression» sur l'équipe entière.

Ainsi, en pénétrant sur un décor de studio qui vient d'être livré, on sera fréquemment ébahi par la qualité de sa fabrication. Où que le regard se pose, chaque élément a été travaillé, et l'équipe se sent immédiatement immergée dans l'univers qui a été créé. Attaché à l'authenticité d'une ambiance, on peut aller jusqu'à placer, dans une scène d'hôpital, des balles de coton imbibées d'éther, pour que l'odeur du décor évoque celle d'un lieu médical. Mais ce sens de la perfection se traduit fatalement aussi par des pans entiers du décor qui n'apparaissent jamais à l'écran, et des détails soignés qui ne font l'objet d'aucun plan serré. Certains postes artistiques (et financiers) conçoivent du dépit face à toute cette énergie talentueuse (et coûteuse) dont le film semble ne pas profiter. Cependant, cette qualité globale, signe de l'émulation réciproque de toute l'équipe, est le meilleur support de jeu pour les comédiens, et donne au réalisateur la plus grande liberté pour sa mise en scène.

Dans cette course à l'illusion et au naturel, le travail de l'accessoiriste comme de tous les autres, consistera grandement à dissimuler la trace de ses propres interventions. Quelques métiers gardent ainsi le sentiment de rester en retrait, d'être peu gratifiants, invisibles, inconnus du grand public, et guère valorisés aux yeux mêmes de leurs collaborateurs. C'est le cas de certains postes, qui pensent souvent être les seuls. Pourtant, il en va ainsi de l'habilleuse, que l'on ne remarque que pour un col mal déployé, de la coiffeuse pour une mèche revêche, du maquilleur pour une brillance rebelle, de la scripte pour ce faux raccord, du pointeur pour ce léger flou, de l'assistant réalisateur pour cette erreur de convocation, sans parler de l'équipe régie, hors-champ par définition. Et la fiche de paie ne compense pas toujours pour tous l'investissement personnel nécessaire à cette fabrique d'images et de sons. Les projecteurs n'y brillent effectivement que pour quelques-uns, et la plupart des travailleurs de ce monde de lumière sont plutôt condamnés à l'ombre.

La place de l'accessoire

Sur le plateau, face aux impératifs de la lumière, aux urgences de la réalisation et aux désirs des comédiens, les objets dont l'accessoiriste a la charge auront rarement l'avantage. Ainsi, on attendra avec la plus grande patience que se mettent en place lumière, machinerie et caméra, avec la considération due à une noble activité. En revanche, toute demande faite aux autres postes, et particulièrement à l'accessoiriste, devra être satisfaite sur le champ ! Une minute concédée à certains postes semble coûter beaucoup plus cher que celles accordées à d'autres... Le décor à venir doit donc être installé dès que l'on change de séquence, et les accessoires de retour à leur place dès qu'a résonné le mot « Coupez ! », quelles que soient les manipulations parfois délicates que cela suppose. Or 30 secondes suffisent difficilement pour remplacer 60 bougies sur un gâteau d'anniversaire !

Une des raisons qui explique cela c'est que, qu'ils soient usuels et quotidiens, ou uniques et de valeur, les accessoires sont d'origine profane, extérieurs au monde du cinéma. Le respect qui est « automatiquement » dû à une caméra, un rail travelling ou un pied de projecteur, leur sera moins naturellement acquis. Car ces objets que l'on trouve sur un décor de cinéma, tout membre du tournage les côtoie chaque jour, chez lui et partout ailleurs. Il se sentira donc en confiance, les manipulant par inadvertance ou par curiosité... chose que nul ne s'autorisera lorsqu'il s'agit d'éléments de la caméra ou de pièces de machinerie, parce que là, il s'agit d'objets de professionnels. Parfois, un assistant réalisateur souhaitant aider l'accessoiriste replacera tel ou tel accessoire, sans toujours l'en avertir, et pas toujours correctement. Ces bonnes intentions seront en définitive source de perte de temps, voire à l'origine d'erreurs. La scripte attentive vous le reprochera très vite, à moins que l'erreur ne se révèle que bien plus tard, sur les écrans du chef monteur. On n'imagine pas les noms d'oiseaux qui fusent dans l'obscurité de ces petites salles...

Et si l'accessoiriste place un détail inattendu sur le décor (ce quignon de pain sur un bureau, des vieux tissus dans un coin de rue...), il se peut fort que quelqu'un juge bon de le retirer, sans en référer à personne, sous prétexte sans doute que cela n'est pas très orthodoxe. Comme si chacun partageait *un peu, naturellement*, la charge de gestion du décor et de ses accessoires... Ainsi, on jugera qu'une bouteille d'eau ou un gobelet ne sauraient avoir leur place dans un décor, fut-il de salle de travail, parce que l'on attribue leur présence à un membre de l'équipe. Il est vrai que ces petits contenants bleutés ou blancs fleurissent spontanément un peu partout sur un plateau, sans que ceux qui en font la chasse (l'accessoiriste, la scripte et quelques assistant ou régisseur) ne prennent sur le fait les indélicats qui les y abandonnent.

À l'inverse, on s'accommodera fort bien d'invraisemblances pourtant moins contestables, mais dictées par des impératifs de cadre ou de mise en scène.

Certains petits arrangements avec le réel sont élevés au rang de conventions : ainsi, on ne sera jamais aussi vite servi par un barman que dans un film, il y aura toujours une place libre pour que l'on gare sa voiture juste à côté de l'endroit où l'on se rend, on met 1 seconde pour téléphoner à son correspondant, qui décrochera au bout de 2 sonneries au maximum (sinon, c'est que c'est grave), les personnes chez qui l'on sonne ouvrent en moins de 3 secondes, (sinon, c'est que c'est grave aussi), etc.

Mais, tandis que scripte et accessoiriste traquent en permanence le faux raccord et l'incohérence, on constatera que la volonté du réalisateur, une décision du cadreur, voire des impératifs de production ou de sécurité justifient sans plus de procès que l'on déplace ce fauteuil ou que l'on élimine cette lampe, et que ce figurant apparaisse à la fois ici et là, ou que la comédienne change de chaussures d'un plan à l'autre.

Dans tous ces cas, notre responsabilité se trouve dégagée, et cela donne du grain à moudre aux cinéphiles qui alimentent leur site web dédié aux faux raccords, volontaires ou non.

Cas pratiques

Les classiques

Animaux

La présence d'animaux sur un plateau, c'est la promesse de grands moments de doute dans ce monde où l'on veut pouvoir tout contrôler. En effet, même si, comme souvent, on dispose d'un conseiller technique, rien ne garantit que l'animal en tienne vraiment compte. Les chats, par exemple sont assez discourtois, tout autant que les grenouilles...

Dans une ambiance la plus calme possible, c'est d'abord par la nourriture que l'on tente de contrôler les animaux. D'ordinaire, un dresseur est donc convoqué, et il aura travaillé parfois depuis plusieurs semaines avec tel ou tel animal. Sa science est assez mystérieuse et fascinante, car en l'absence de formation adaptée, elle est fondée avant tout sur une grande expérience de proximité avec toute sorte d'animaux. Mais l'accessoiriste sait aussi à l'occasion attirer les pigeons, avec un mélange de graines diverses. La mouette, plus difficile, apprécie les sardines

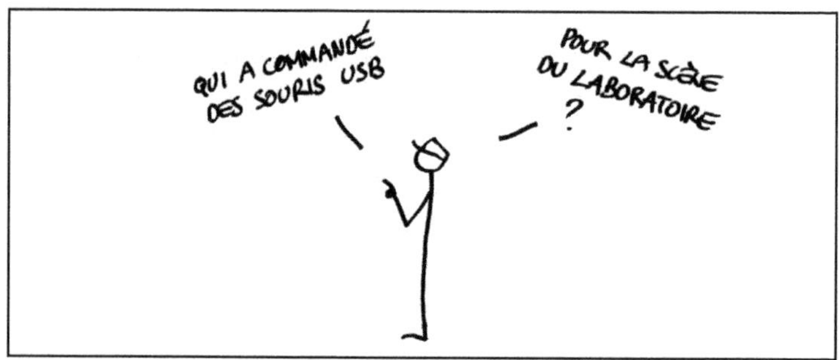

fraîches. Diriger une mouche sera encore moins aisé, mais certains accessoiristes en ont vaincu les difficultés. Si les méthodes « à la française » sont moins professionnelles (et moins coûteuses) qu'outre-Atlantique, il semble en revanche que le label américain « No Animals Were Harmed » (« aucun animal n'a été blessé durant ce tournage ») ne soit pas aussi fiable que les animaux pourraient le souhaiter.

Argent

L'argent, nerf de la guerre et du cinéma, est aussi le moteur de nombreuses intrigues. Si une mallette peut facilement être remplie de liasses dont seule la face supérieure est équipée d'un billet, on ne trichera pas aussi facilement lorsque les billets sont en vrac. Quelques loueurs d'accessoires proposent des mallettes de billets, pas toujours de bonne facture ni... disponibles ! Si aucun collègue n'en possède, les imprimer soi-même est toujours possible. Cependant, s'il s'agit de monnaie contemporaine, il faudra disposer d'un vieil ordinateur et d'une vieille imprimante. En effet, depuis une dizaine d'années, le matériel (scanner, imprimante, photocopieur) et certains logiciels dédiés (Photoshop, etc.) sont pourvus d'une « protection » qui empêche la reproduction et l'impression de billets de banque. Si la quantité demandée est importante, il faut plutôt partir à la recherche d'un imprimeur professionnel qui acceptera de faire le faussaire sur ses machines offset. On peut aussi demander à la production de retirer à sa banque les 20 ou 30 000 euros ou dollars nécessaires, que l'on restituera dès que possible... Cela reste une vraie responsabilité, car assurer de l'argent liquide est sans doute moins aisé que pour une montre de luxe prêtée, ou certains objectifs de caméra, qui valent très cher aussi. Mais en tout cas, rien de mieux à l'image !

AUJOURD'HUI C'EST MOI QUI GÈRE LE BUDGET DU FILM
TOURNÉE GÉNÉRALE DE CAFÉ À LA TABLE RÉGIE
€

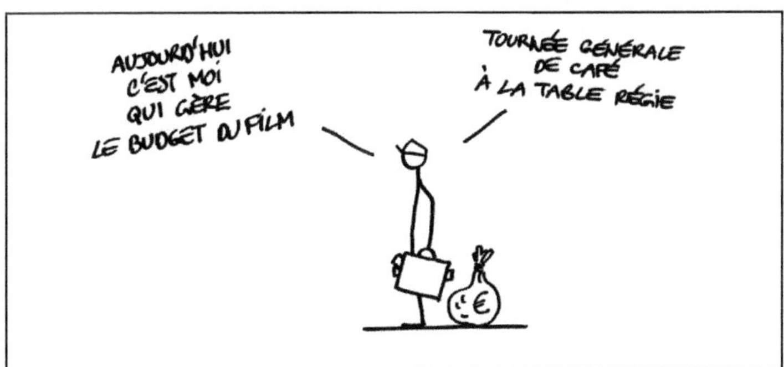

Armes

Les armes à feu présentes sur un film peuvent, quand elles ne tirent pas, être des répliques en plastique de qualité. Mais, pour des raisons de poids et de manipulation, ce sont le plus souvent des armes réelles, neutralisées et adaptées au tir à blanc. On retire ces armes, préalablement choisies par le réalisateur, chez un armurier-loueur qui y joint un bon de sortie, indispensable pour que le transport soit légal, précisant catégorie, modèle, calibre, marque, et numéro des armes. On range ce bon à part : en cas de vol, on aurait encore cette liste, tandis le voleur ne pourrait en justifier la détention.

Lorsqu'elles sont praticables*, c'est-à-dire s'il est prévu que des coups de feu soient tirés, leur maniement est assuré par un armurier. L'accessoiriste peut néanmoins prendre en charge ces armes praticables, si leur gestion reste compatible avec les nécessités du plateau.

Il est alors impératif qu'il ait l'expérience du maniement de chacune d'elles, et qu'il connaisse et fasse respecter les procédures de base garantissant à tous la sécurité lors des tirs qui, même à blanc, représentent un véritable danger. En toute circonstance, on garde les armes sous clé ou à proximité immédiate, on ne pointe jamais une arme vers soi-même ou vers autrui, et on ne pose jamais une arme au sol. On ne confie une arme qu'au comédien à qui l'on a donné toutes les instructions nécessaires et, en cas de tir, on propose des équipements de protection sonore, voire visuelle, à toute personne concernée. Dès que l'on remet une arme vide à un comédien, on prend soin de lui montrer que la chambre et le chargeur éventuel en sont effectivement vides. Si l'arme doit tirer, on la confie après vérification au tout dernier moment, en avertissant l'équipe d'une voix claire que l'arme est chargée, prête à tirer. On assure soi-même les manipulations (désarmement, extraction de munition, rechargement, etc.), et l'on récupère toutes les armes dès la fin de chaque prise. Dès que les armes ont fini de tourner, on en ôte toutes les munitions, on les nettoie, on les vérifie, on en fait l'inventaire et on les range dans leur cantine cadenassée que l'on rapporte au camion, tenu fermé. Enfin, les dysfonctionnements étant toujours possibles, il est nécessaire de connaître le fonctionnement de chaque arme, voire de savoir la démonter.

Lorsque couteaux, et autres armes coupantes, sont de la partie, on en neutralise toujours le tranchant, en le limant ou en le recouvrant de ruban adhésif transparent. Si tel objet doit sembler s'enfoncer dans le corps d'un comédien, on essaie d'en réaliser un double dont la lame sera rétractable. Ce n'est pas toujours possible (le manche peut être plus étroit que la lame). On prévoit donc une copie en latex peint, comme on le fait toujours lorsqu'un objet, arme par nature (couteau, pistolet) ou par destination (bâton, batte, outil, pierre...) sert à porter un coup à un comédien.

Lorsque l'arme reste plantée dans le corps, on en fixe la partie émergente à une platine placée sous les vêtements. Plus complexe, un système articulé à ressort peut donner l'illusion que l'arme vient se ficher en direct.

Boissons

La règle est de ne jamais servir d'alcool sur un plateau. On cherche donc les boissons qui en permettent l'imitation.

Pour retrouver la profondeur du vin rouge, l'éclat doré d'un whisky ou d'un cognac, utiliser des colorants alimentaires reste la meilleure solution. Lorsque l'on est pris au dépourvu, on peut utiliser des jus de fruits (raisin, pomme) mais ils sont excessivement sucrés, ce qui au fil des prises recommencées, peut incommoder les buveurs. Le jus de myrtille est une option possible pour le vin rouge : il se dilue beaucoup sans perdre sa densité colorée, il n'est pas sucré, et sa légère acidité peut ne pas déplaire.

Le Coca-Cola sera d'une grande utilité à de multiples occasions : pur, il simule très bien le café dans une tasse ; allongé d'eau plate, il ressemble à un alcool ambré ; noyé dans de l'eau pétillante, il peut aussi imiter la bière, ou le champagne, dont Canada Dry ou Champomy restent les meilleures répliques. Saupoudrer du sucre fin permet de réactiver les bulles quelques instants.

J'AIME PAS LE CAFÉ NI LE COCA
DONC, COMME FAUX CAFÉ, TU ME DONNERAS DU FAUX COCA.

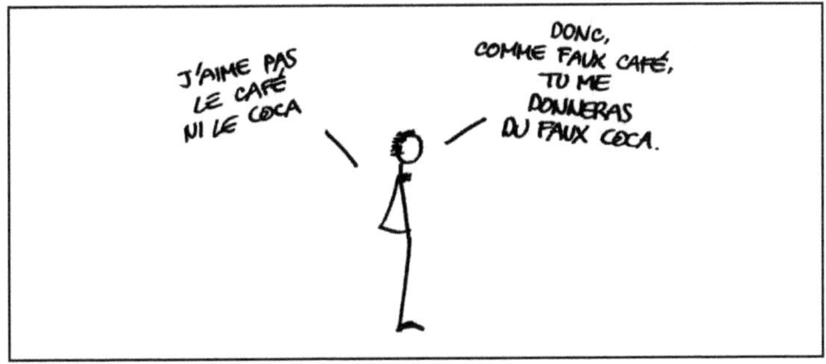

Lorsqu'il faut ouvrir une bouteille de champagne pendant une prise, le mieux est bien sûr de déboucher un vrai champagne. Mais si dans le même plan, les comédiens doivent boire, on se tourne vers le Champomy, sans alcool. Il faut donc remplacer son habillage par celui de la marque qui joue : demander à un producteur de champagne d'envoyer quelques exemplaires de ses coiffes, plaques, collerettes et étiquettes est alors une excellente solution.

La bière sera bien sûr remplacée par son équivalent sans alcool, qui existe aussi en fût de pression.

Une des caractéristiques des vins et des alcools forts est qu'ils ne font pas de bulles en surface, ou très peu, à la différence souvent de leurs substituts sans alcool. On prend donc soin de les verser très précautionneusement (petit entonnoir requis) lorsque l'on remplit verres et bouteilles. Le phénomène du jambage que l'alcool dessine sur les parois d'un verre peut être reproduit en chargeant une eau colorée de sucre liquide; mais les proportions requises sont telles que le breuvage devient quasi imbuvable. En définitive, les alcools préférés de l'accessoiriste restent bien entendu la vodka et autres alcools blancs!

Bougies

Lorsqu'une scène nécessite la présence de plusieurs dizaines de bougies, elles représentent un travail quasi continu. La question est de savoir, en fonction de leur présence à l'image, à quel moment elles ne sont plus raccord, pour aller les remplacer. Sur les tournages, on utilise souvent des bougies à double mèche : elles fondent plus vite, mais elles sont plus lumineuses. Pour des raisons pratiques (fonte de la cire, contrôle de la flamme), on alimente parfois la flamme au gaz, grâce à un minuscule tuyau.

Bris d'objet

Les objets qui tombent au sol ont une propension naturelle à se fracturer. Sauf quand c'est précisément cet effet qui est recherché... C'est pourquoi on fragilise toujours un accessoire qui doit casser, en l'entaillant discrètement à l'aide d'un outil adapté : cutter, minidisqueuse pour modèle réduit (type Dremel) ou meuleuse. Si un objet en verre doit se briser à proximité de comédiens, on lui substitue une réplique en résine, coûteuse mais sans risque. On manipule donc ces objets extrêmement délicatement, qu'ils soient en résine ou fragilisés.

Consommables et renouvelables

Qu'il s'agisse de nourriture pour les comédiens, de balles pour un revolver, de piles pour une lampe torche, ou de tout objet dont la manipulation prévue modifie l'état (un bouquet que l'on jette, un vase que l'on casse, une feuille que l'on froisse, un bol de café au lait que l'on prépare), on doit toujours s'assurer de ne pas être à court de «recharges». Parfois, il suffit d'une bidouille plus ou moins habile pour restaurer l'accessoire, comme un bout d'adhésif pour remettre à neuf une enveloppe à ouvrir ou replacer une page vierge à écrire. Mais rien de plus humiliant que de manquer d'œufs si un comédien recommence pour la douzième prise la préparation d'une omelette. On doit donc toujours prévoir large. Dans le cas de consommables coûteux, on s'en tient généralement à cinq prises – chiffre à toujours confirmer avec le premier assistant réalisateur. Dans le cas contraire, l'expérience, ajoutée aux informations recueillies, aide à anticiper le nombre de renouvellements requis. Parfois on prévoit de nombreux renouvellements, qu'au tournage on élude pour écourter le plan. D'autres fois, c'est l'inverse : le comédien déchire un paquet qu'il devait ouvrir délicatement... On prie alors d'avoir assez de papier, d'adhésif, de talent, de temps et de chance pour pouvoir le retaper. En général, si l'on finit la séquence avec seulement une, deux ou même trois prises encore possibles, on a été en danger. Et pour un accessoiriste, s'opposer au renouvellement d'une prise faute de «munitions», c'est très inconfortable.

TOUT MON SALAIRE POUR UNE DOUZAINE D'OEUFS !
OU ALORS UNE POULE ...

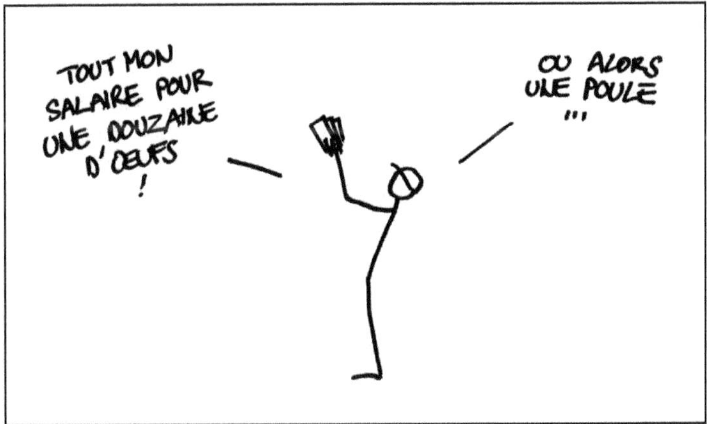

Voir venir...

À chaque accessoire, à chaque situation, un problème possible : et tout se complique ! Tout ce qui est manipulé peut se détériorer, tout ce qui tombe peut se casser, tout ce qui est motorisé peut tomber en panne, tout ce qui doit être livré peut être retardé, tout ce qui a été convenu peut être annulé. Toute scène de colère, de panique, ou simplement d'inquiétude ou de fatigue peut conduire un comédien à malmener ses accessoires : un journal pourra être froissé, un sac jeté à terre, une théière (trop !) violemment reposée. La spontanéité du comédien doit donc être anticipée ; car lui demander de prendre soin d'un accessoire peut être un aveu d'échec... Alors, réserves suffisantes, protection, renforcement : tous les moyens sont bons pour ne pas être battu !

Drogues et médicaments

L'accessoiriste est en charge de tout ce que consomme un personnage. Y compris bien sûr s'il ne s'agit pas d'alimentation.

Concernant le tabac, on aura toujours à disposition quelques paquets de « fausses » cigarettes, de marque NTB ou Honeyrose, mélange de plantes sans tabac ni nicotine. Désormais interdites à la vente en France, il faut les commander à l'étranger, donc anticiper le délai de livraison.

Le haschisch est relativement aisé à reproduire ; compacter de la terre naturelle avec de la colle époxy peut par exemple reconstituer une « savonnette » de 250 grammes, ou une barrette de quelques grammes, que l'on pourra même émietter pour faire un joint. On évitera autant que possible de le fumer ! Car toute substance fumée est nocive, et l'on tentera de se limiter au tabac pur.

Mais ce n'est pas toujours possible, dans le cas du crack par exemple. Si la combustion est filmée de près, quelle que soit la formule choisie (amalgame de sucre, de farine, de lait en poudre, séché ou cuit, additionné ou non de tabac ou autre substance inflammable), ce ne sera malheureusement pas très bon pour la santé.

La cocaïne sera remplacée par du lactose monohydraté, substance neutre que l'on achète en pharmacie (prévoir un bon de commande de la production pour ne pas être suspecté de trafic de drogue !), et dont l'inhalation est totalement indolore. Si la paille est assez longue, on peut y insérer un filtre pour limiter la quantité inhalée. Si c'est un papier roulé en tube, on peut aussi le tapisser d'une matière (toile de bas) qui retiendra un peu de la substance.

Si un personnage s'adonne à l'héroïne, la substance (sucre roux, sucre glace, farine) posera moins de problème que l'injection intraveineuse elle-même. Si l'on veut la filmer en gros plan, il faudra sans doute trafiquer une seringue au niveau de l'aiguille, que l'on rendra rétractable, et du corps, auquel on adjoindra une dérivation discrète pour que le piston puisse pousser le liquide librement. Travail minutieux, à adapter aux axes de prise de vues choisis.

La prise de médicaments présentés sous blister dans une boîte cartonnée nécessite également une préparation précise. Le cas idéal consiste à se procurer placebos et emballages auprès du laboratoire fabricant ; si cette voie n'aboutit pas, avoir pour allié son pharmacien de quartier sera toujours précieux pour l'accessoiriste en préparation : il oriente, suggère, et peut aussi fournir l'emballage d'un médicament de jeu, délivré sur ordonnance uniquement.

Boîte et plaquette étant choisies, on cherche les cachets correspondants. Les petits bonbons ou les cachets aromatisés vendus en pharmacie peuvent faire l'affaire. Des comprimés neutres se vendent en pharmacie ou magasins bio, destinés à recevoir des huiles essentielles ou d'autres substances actives. Une fois les bons comprimés trouvés en quantité suffisante, on les insère dans le blister vidé dont on recouvre ensuite le dos d'une feuille d'aluminium pour remplacer celle que l'on a dû percer. Et si la boîte originale ne convient pas, il faut en créer une nouvelle.

AH DU COUP, FALLAIT PAS MANGER CE QU'IL Y AVAIT DANS LA BOÎTE DE BONBONS

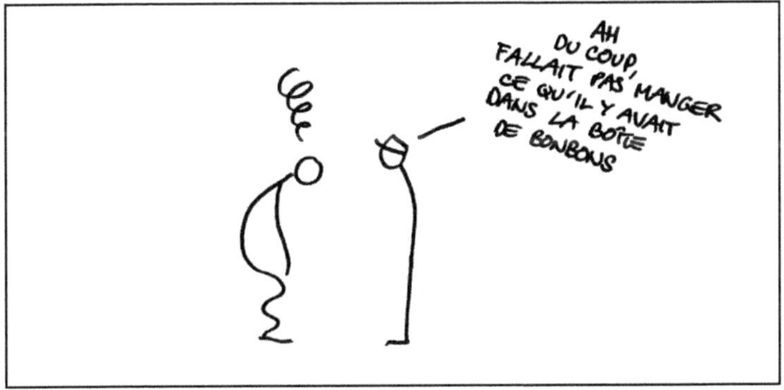

Évidemment, issus d'une boîte à pilules personnelle ou en vrac dans une boîte, la prise de médicaments sera plus aisée pour l'accessoiriste. Déclinées en de nombreux coloris au choix, des gélules vides ou remplies de farine compléteront la panoplie de l'apprenti pharmacien.

Écriture

On s'adresse d'ordinaire à un spécialiste lorsque, sur le document d'un film d'époque, figurent calligraphies, entrelacs voire simple écriture à la plume. Toutefois, rien n'empêche l'accessoiriste de s'y essayer et, dans des contextes moins exigeants, il aura certainement à le faire : par exemple si l'écriture du comédien est peu esthétique ou indéchiffrable. Savoir écrire, lisiblement et de différentes manières, fait partie du bagage de l'accessoiriste. Trouver ses mots, rédiger ses phrases, coucher sur le papier ses propres idées et décliner son propre discours ne lui est en revanche d'aucune utilité.

Figuration

La figuration fait partie de ces seconds plans qui donnent du crédit à une scène ou la rendent factice s'ils sont ratés. Les mouvements des figurants sont réglés par un assistant réalisateur mais pour les équiper, l'accessoiriste sortira du camion dès qu'il le faut mallette, cabas, dossier, carnet, stylo, ou quelque accessoire qui crédibilisera cette animation. Une figuration nombreuse peut nécessiter la présence de renforts pour l'accessoiriste, mais autant que possible, on s'assure que les figurants apportent leurs propres accessoires, par exemple des bagages sur un quai de gare, des parapluies pour un enterrement sous la pluie. Responsabilisés, ils en ont une gestion autonome et attentive ; de plus, cela évite des achats ou des locations, toujours coûteux en temps et en argent.

Infographie

Il n'y a plus de tournage qui ne suppose un minimum de travaux infographiques. Il y a toujours un document officiel ou spécifique à reproduire, à adapter ou à inventer : acte notarié, procès-verbal, contrat, diplôme, ordonnance, facture... Tout ce que, avant l'informatique, on faisait à la main, à l'aide de photocopies, ou grâce à un imprimeur, l'accessoiriste peut généralement le faire sur son ordinateur. Selon la quantité et la complexité de ces travaux, un membre de l'équipe décoration s'en charge, parfois un stagiaire frais émoulu d'une école, à moins que l'on ne les confie à un prestataire extérieur. La création de documents spécifiques et surtout d'animations infographiques se fait sur la base d'indications scénaristiques souvent floues, et parfois fantaisistes. En matière d'infographies policières par exemple, se conformer à la réalité décevra couramment le réalisateur : la fiche signalétique d'un prévenu est très peu lisible et l'interface graphique que l'on trouve sur les écrans du ministère de l'Intérieur est plutôt aride, assez proche de Windows 3.11. Il faudra donc en partie inventer.

Qu'il s'agisse de travaux destinés à l'impression ou à un affichage sur un écran, la validation finale intervient après que de multiples modifications ont été demandées ; le résultat sera parfois le fruit hybride de tentatives désespérées de concilier réalisme et fidélité à la mise en scène désirée.

Concernant les manipulations exécutées en direct sur un écran, le concepteur des animations partira toujours du principe que le comédien n'a jamais touché une souris ou un clavier. À l'aide d'un équipement sans fil, l'accessoiriste pourra du reste les piloter à distance, voire le doubler sur des plans rapprochés, afin de décharger le comédien de manipulations techniques.

Quelle que soit la précision des informations recueillies en préparation, invariablement des demandes de dernière minute surviendront. Des compétences informatiques de la part de l'accessoiriste, tant au niveau matériel que logiciel, seront alors bienvenues pour modifier une connectique, ou livrer du soir au lendemain la coupure de journal modifiée. L'accessoiriste peut même disposer dans son camion d'un ordinateur portable et d'une imprimante, de manière à répondre en direct aux urgences. Mais cette réactivité reste délicate à gérer, car le rythme du plateau est peu compatible avec les interventions informatiques, absorbantes et souvent plus longues que prévu.

Jets et lancers

Sur les plans où seule la « cible » est dans le champ, les jets de précision sont traditionnellement à la charge de l'accessoiriste. Le lancer de chapeau sur sa patère est un grand classique du cinéma mais, qu'il s'agisse de fléchettes, de cailloux, ou de tout autre objet indiqué au scénario, l'accessoiriste brillera s'il réussit son lancer en moins de trois prises. En cas d'échec, on pourra peut-être, moment de détente pour toute l'équipe, assister à un concours entre ceux qui voudront relever le défi.

Apollo 13

Lors de la mission Apollo 13, la réponse des techniciens sur Terre au célèbre « Houston we've had a problem » lancé par les astronautes fut, entre autres, de déployer des talents d'accessoiristes. À la suite d'une panne d'énergie sur le module principal de leur engin en route vers la Lune, les trois hommes se sont réfugiés dans le module lunaire. Mais ses filtres à CO_2, prévus pour purifier l'air expiré par seulement deux personnes, furent bientôt saturés. Ceux du module principal étaient récupérables, mais de forme carrée, tandis que ceux du module lunaire étaient circulaires. Les ingénieurs de Houston durent donc trouver comment, bien sûr avec les moyens du bord, faire entrer un carré dans un rond. Ce qui fut fait, par les astronautes, avec un bout de plastique, une chaussette et du ruban adhésif ! MacGyver n'aurait pas fait mieux – et aucun accessoiriste n'aura jamais autant d'assistants !

Nourriture

On ne doit pas sous-estimer les difficultés que soulèvent les scènes de repas, car elles mettent en jeu de nombreux paramètres. On garde tout d'abord à l'esprit les types d'aliments à éviter : tout ce qui fond ou s'affaisse (glaces, gâteaux recouverts de crème, soufflés), ce qui craque sous la dent (pain grillé, radis), ce qui s'étale dans l'assiette, ne tient pas sur la fourchette (lasagnes, gratins, spaghettis). La salade peut projeter de l'huile sur les costumes, laisser des particules sur les dents. Les fromages, pour leur propension à suinter... et à puer s'avèrent délicats à gérer. On privilégie donc des aliments qui ont de la tenue – et qui restent mangeables tièdes, car on n'a pas toujours la latitude pour présenter une assiette bien chaude à chaque prise.

Bien entendu, si l'un de ces plats piégeux doit être servi, on trouvera des solutions, cela demandera juste plus de moyens (four, réfrigérateur et congélateur près du plateau plutôt qu'une glacière et un réchaud) et un peu plus de temps. Parfois aussi, on a recours à des répliques d'aliments (fausse glace, faux fromages), auprès desquelles on pose une portion comestible.

Si rien n'est précisé dans le scénario, on demande d'abord au réalisateur ce qu'il souhaite que les comédiens mangent. On s'assure ensuite auprès des comédiens concernés que cela leur convient, et qu'ils n'ont pas d'intolérances alimentaires. En retour, on soumet leurs éventuelles suggestions au réalisateur, pour arrêter un choix définitif.

Une fois que le menu est déterminé, l'accessoiriste, le régisseur d'extérieurs ou la cantine s'organisent pour que les ingrédients parviennent au plateau le jour dit.

ALORS
POUR
SIMPLIFIER
TOUS LES COMEDIENS
MANGENT
DES PIZZAS
ET
L'ÉQUIPE AUSSI
EN CAS
D'HEURES SUPP
...

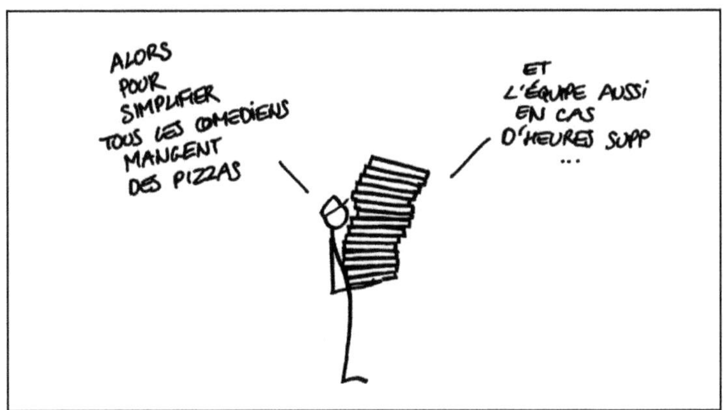

Ils seront surgelés, achetés chez un traiteur, ou préparés sur place par la cantine, ou par l'accessoiriste si cela lui est possible. L'installation permettant toutes les manipulations requises par les scènes de repas n'est pas à négliger. Outre réchaud et frigo, il faut prévoir une ou deux tables, une alimentation électrique, une poubelle à liquide, divers contenants, les ustensiles, tout cela ne s'improvise pas facilement partout. De plus, il faut veiller à respecter scrupuleusement les règles élémentaires d'hygiène. Si enfiler des gants en latex est recommandé lorsque l'on manipule la nourriture elle-même, cette précaution devient vite une gymnastique peu compatible avec les exigences, diverses, du plateau.

Il est souvent demandé de faire apparaître la vapeur dégagée par un plat chaud. Les solutions à adopter dépendent alors de multiples paramètres : la nature de l'aliment, sa présentation, s'il est à consommer, les choix de cadrage, de découpage... Un four à micro-ondes, un réchaud autonome, une bouilloire sont bien sûr utiles dans ce cas, et on peut renforcer l'effet de vapeur à l'aide de papiers d'Arménie ou d'encens sous différentes formes, judicieusement placés. Parfois, on alterne plat comestible avec plat «truqué».

Si des inserts sur des plats cuisinés sont prévus, on conseille au premier assistant réalisateur de les faire en début de séquence, même si l'usage est plutôt de les tourner en fin de journée. En effet, après plusieurs heures de plateau, les denrées alimentaires sont très altérées : leur redonner la fraîcheur du matin est voué à l'échec.

Patines

La patine simule l'usure, le vieillissement sur les matières, la vie qui a passé sur les objets. C'est pourquoi, sauf si dans le récit il sort du magasin, tout article neuf est proscrit au cinéma. Il s'agit donc de donner une vie, un passé à l'accessoire, de lui imprimer les traces de sa propre histoire. De même que les peintres en décor ont leurs techniques pour vieillir meubles et murs, l'accessoiriste aura les siennes pour les objets.

La cire d'antiquaire est très employée : étalée au chiffon ou à la brosse, elle marque sur beaucoup de supports (bois, carton, tissus, etc.). Elle ne nécessite pas de séchage et on peut la foncer avec du pigment. Le brou de noix, dilué ou non, constitue une bonne base pour les bois naturels, dont on peut ainsi couvrir rapidement de grandes surfaces.

Vieillir le papier d'une affiche se fait à sec : on répand du pigment Terre pourrie légèrement additionné de pigment Ombre naturelle et/ou Ombre brûlée sur le papier, et à l'aide d'une grosse brosse à poils longs (style badigeon), on tapote, on étale, délicatement mais pas uniformément, et sans laisser de traces d'outils. Diluer ces pigments avec du talc peut en faciliter l'usage.

On utilise ce même mélange pour simuler de la poussière, que l'on répand avec un pulvérisateur style Fly-Tox ou Dustin-Mizer. Certains revendeurs proposent aussi de la poussière artificielle, anallergique et moins salissante.

Donner un aspect rouillé à du métal peut se faire à la peinture acrylique, mais la gomme arabique, diluée à l'alcool à brûler, donnera de meilleurs résultats, tout en séchant rapidement. Du bout du pinceau humecté, on pioche dans des pigments (les ocres, et un peu les Terres d'ombre), que l'on applique par touches pour retrouver le piqué de la rouille.

Salir une surface de verre se fera aisément à l'aide d'eau sucrée (ou de bière, voire de soda) additionnée de pigments. Il faut se munir d'eau claire, d'un chiffon et d'une large brosse et/ou d'une éponge naturelle, puis trouver le coup de main pour obtenir le niveau et le style de patine recherchés.

Les pulvérisateurs de 1 à 10 litres rendent de grands services dans de nombreux cas, mais leur temps de mise en œuvre et de séchage n'en permettent pas toujours l'usage.

Photos

Les photos décrites dans un scénario se révèlent régulièrement être l'Arlésienne de la préparation. Se procurer des images des comédiens est toujours un long chemin, où l'on réalise qu'ils disposent de très peu de photos d'eux-mêmes puisqu'ils ne proposent souvent que celles de leur book.

L'accessoiriste, comme l'équipe réalisation, a donc comme premier souci de les obtenir, tout en envisageant de ne pas y parvenir. On organise alors une séance photo, plus ou moins professionnelle, couplée à une recherche, plus ou moins fructueuse, de clichés permettant un photomontage, plus ou moins satisfaisant.

Scènes de lit

S'il y a nudité, les scènes de lit se déroulent, pour des raisons évidentes d'intimité, en présence du minimum de personnel possible (équipe réduite). Dans tous les cas, l'accessoiriste doit être particulièrement vigilant, car l'état initial des draps et des oreillers est toujours délicat à restaurer. Au-delà de la prise habituelle de photographies du décor, il a intérêt à imprimer, par quelques gestes francs, un rythme « personnel » aux volumes et aux plis, qu'il peut ainsi facilement recréer au début de chaque prise. Il accorde une attention toute particulière aux oreillers, qui sont vus de près sur les plans serrés.

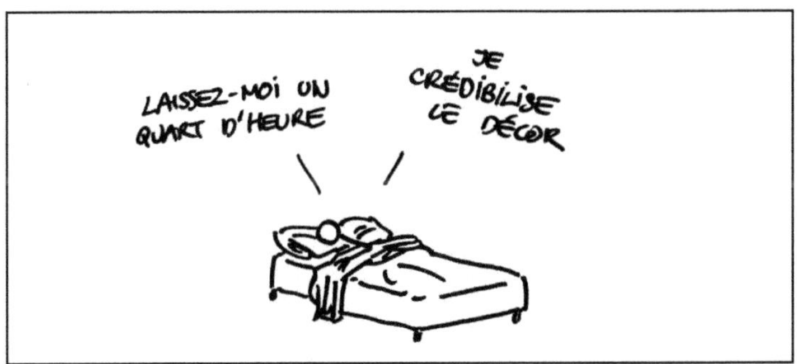

Concernant les films X, la fréquente présence d'accessoires n'entraîne pas forcément celle d'un accessoiriste : acteurs et actrices sont de véritables experts dans leur maniement, et la dramaturgie y est somme toute assez répétitive. De plus, le marché de ces films, limité à Internet, implique qu'ils disposent d'effectifs techniques très limités.

Téléphones mobiles

Rares sont les tournages de films contemporains sans un insert sur ces téléphones, toujours plus « intelligents ». L'accessoiriste doit suivre ! Se familiariser avec les spécificités de chaque appareil et de chaque système d'exploitation (Android, iOS, etc.), les équiper d'une carte SIM adaptée (indispensable si un 06 doit apparaître à l'image), les personnaliser (photos et noms divers dans les répertoires, création de comptes Internet opérationnels pour chaque personnage, afin que toutes les fonctions du smartphone soient exécutables, etc.), tout cela peut déjà prendre jusqu'à une journée du temps de préparation.

Il faut ensuite répéter les manœuvres décrites dans le scénario et anticiper les difficultés potentielles : est-ce que ça capte dans le parking où un personnage va recevoir un appel en direct ? Untel répond à un appel, puis fracasse son téléphone par terre : ce plan peut-il être coupé, de manière à glisser dans les mains du comédien un téléphone factice ? Il faut alors se procurer ce factice en plusieurs exemplaires, les crédibiliser (décorer comme une batterie le lest de plomb présent à l'intérieur), puis les pré-casser pour que chacun d'eux se désassemble lors du choc.

Avoir la batterie de tout téléphone (dont celui de l'accessoiriste, qui peut servir comme interlocuteur) chargée à 100 % au moment où il doit jouer n'est pas le plus facile. Car, lorsqu'il est demandé que l'appel soit réel (pour des raisons de jeu, de son...), c'est fou ce que ça consomme, une séquence répétée 8 fois dans chaque axe... On aura donc toujours à portée de main les chargeurs adaptés.

Véhicules

Un véhicule qui apparaît sur la feuille de service, et on se prépare psychologiquement à un certain nombre d'opérations. Si l'on tourne à l'intérieur de la voiture, il faut permettre l'installation de la caméra où on le désire – et la présence de l'ingénieur du son dans le coffre. On procède au démontage d'un rétroviseur, des appuie-tête, des sièges ou des portières. Ces opérations, très simples autrefois, peuvent s'avérer ardues sur les voitures récentes : les équipements sont de plus en plus complexes, bourrés d'électronique, pourvus de carénages protecteurs.

User de scies à métaux ou faire deux jours de stage chez chaque constructeur n'étant pas toujours envisageable, il faudra parfois s'adapter.

Il faut aussi prévoir de nettoyer les vitres et d'appliquer de l'antibuée, si l'équipe doit séjourner dans le véhicule toutes ventilations coupées pour cause de bruits parasites. En cas de pluie, voire d'équipe mouillée, le problème peut s'avérer insoluble. À l'inverse, on peut souhaiter cette buée sur les vitres, et ce sera le moment d'éprouver les recettes évoquées plus loin.

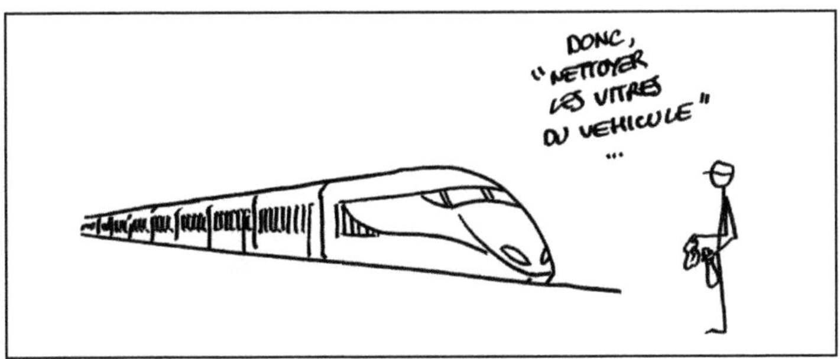

On se plonge dans la notice de la voiture pour désactiver divers automatismes indésirables, comme l'allumage des phares, le déclenchement des essuie-glaces, l'affichage du GPS. Et si nécessaire, on neutralise l'alarme des ceintures de sécurité, en y glissant une simple boucle de ceinture isolée.

Si le véhicule est filmé de l'extérieur, on ne doit pas oublier de fixer, d'une boule de pâte adhésive, le jeu de plaques minéralogiques que l'on a fait fabriquer chez un fournisseur coopérant. Avec la nouvelle numérotation, il suffit souvent d'appliquer sur la droite des plaques un simple autocollant (veiller à ce qu'il résiste à l'eau...) du numéro de département désiré avec le blason de sa région.

Si la voiture circule sur un sol meuble, il faut en effacer les traces entre chaque prise. En fonction du support (sable, gravier, terre), on prévoit divers balais (raclette caoutchouc, paille de riz, cantonnier, voire branches), et peut-être de la main d'œuvre en renfort, selon la longueur du trajet du véhicule à l'image.

En cas de tournage débuté par temps sec puis tournant à la pluie, ou l'inverse, on s'évertue tantôt à essuyer le véhicule sans relâche, tantôt à y projeter les gouttes d'eau nécessaires – en espérant que la météo permette d'assurer le raccord.

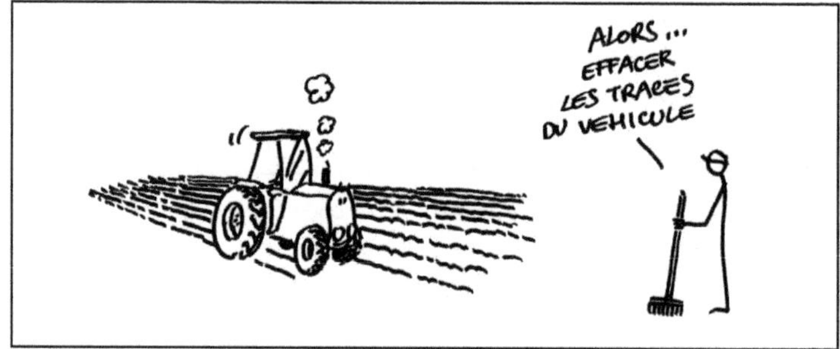

Les effets spéciaux

Les effets spéciaux virtuels, les VFX, ne cessent de progresser dans leur capacité numérique à recréer l'apparence du réel. Toutefois, les effets spéciaux traditionnels, les SFX, gardent quelques atouts : ils coûtent moins cher et surtout, rien n'a la richesse du naturel, rien ne vaut le fait-main !

Brume

La brume est de la vapeur froide qui, plus lourde que l'air ambiant, plane au ras du sol. Les dispositifs pour en produire sont eux aussi plus lourds que pour les fumées légères... Si faire circuler de la fumée classique au travers d'une glacière pleine de glaçons fonctionne, on a plutôt recours à la glace carbonique, qui affiche une température de -78 °C. Dioxyde de carbone sous sa forme solide, on l'appelle aussi carboglace, neige carbonique, ou glace sèche, car elle n'est jamais à l'état liquide. Transportée dans des containers isolants, cette glace spéciale est conditionnée en bâtonnets, que l'on manipule impérativement avec des gants, sans quoi la peau y reste collée, occasionnant des brûlures par le froid.

Les machines les plus courantes sont du type Pea Souper, où ces bâtonnets, plongés dans l'eau chaude, dégagent un important volume de fumée, très froide. Un ventilateur diffuse cette brume au sol en vastes nappes étales. Cette méthode, très efficace, est vorace en électricité car il faut maintenir l'eau, très fortement refroidie par la carboglace, à une température comprise entre 35 et 70 °C. Comme à chaque fois que l'on prévoit d'utiliser un appareil de plusieurs kilowatts, il faut s'assurer auprès du chef électro ou du groupman que l'on disposera bien de la puissance nécessaire.

Buée

Il n'y a pas vraiment de solution miracle. La buée se forme sur une vitre quand l'air environnant est plus chaud qu'elle, et chargé d'humidité. La Cocotte-Minute ou la décolleuse à papier peint produisent donc de bons résultats, difficiles à maintenir si l'air est réchauffé par l'éclairage du chef opérateur. Mais c'est la meilleure solution si la buée doit être essuyée au cours de la prise – car rien ne vaut le naturel. Pour une buée plus stable, et artificielle, on applique en couche très fine un mélange de glycérine et de vaseline, qu'il faut uniformiser à l'aide d'une brosse à patine.

Pour exhaler de la buée en respirant, on suce un glaçon juste avant la prise; l'air expiré en traversant la bouche refroidie se condense en vapeur, donnant l'impression d'une atmosphère hivernale.

Eau

En matière d'averse, l'accessoiriste s'en tient à celle vue derrière une fenêtre, qu'il peut assurer avec une petite rampe à pluie formée de tuyau d'arrosage terminé par une buse dispersant le jet, ou à l'aide de tubes PVC percés. On prévoit deux rampes parallèles horizontales afin d'améliorer la profondeur de l'effet. Si la pluie est filmée de l'intérieur d'un véhicule en mouvement, c'est plus périlleux : depuis le toit, harnaché sur la galerie, équipé de pulvérisateurs, on projette les gouttes en amont du pare-brise. Plus facile si l'on est axé sur les vitres latérales, ce genre d'opération reste de l'improvisation, et se situe à la limite des ressources que l'on peut attendre de l'accessoiriste. Cet effet sera mieux produit par des spécialistes, qui proposeront un dispositif plus complexe et autonome, avec un réservoir et une pompe.

L'accessoiriste peut devoir assurer un raccord avec une séquence tournée un jour de pluie, réelle ou artificielle. Faire un raccord pluie signifie mouiller le sol, la végétation, des véhicules, ou des comédiens; dans ce dernier cas, on remplit son pulvérisateur à pression avec de l'eau tiède. Pour les plus grandes surfaces, disposer de raccords type pompier pour connecter un tuyau de jardinage aux bouches d'incendie permet de bénéficier d'une pression conséquente, que les simples raccords de voirie sont loin d'atteindre. Mais lorsqu'il faut mouiller toute une rue, il est toujours préférable de faire intervenir un camion-citerne permettant l'arrosage (véhicule de voirie, camion de pompier).

IL ESSAIE
LA DANSE
DE LA PLUIE
LA SÉQUENCE
N'ÉTAIT PAS
PRÉVUE
...

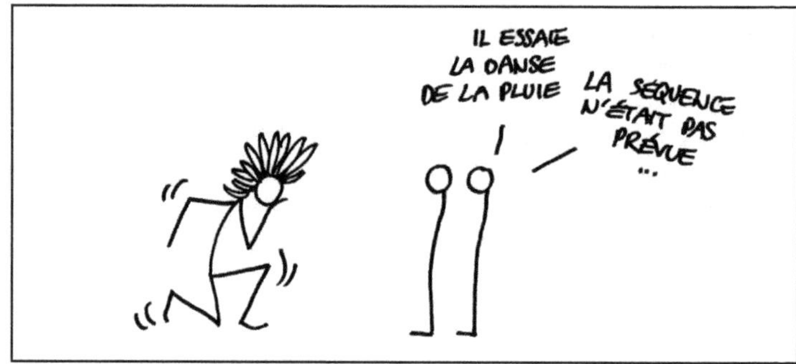

Feu

Les feux d'agrément, qu'ils soient de cheminée, en brasero ou feu de camp à l'extérieur, sont aisément contrôlés par l'accessoiriste, grâce à une rampe à gaz. Il s'agit le plus souvent d'un tube de cuivre recuit, cintré si nécessaire en plusieurs spires adaptées à la forme du foyer, et que l'on entaille en de multiples endroits. On le relie à l'aide d'un tuyau d'au moins 2 mètres directement (sans détendeur) à une bouteille de gaz de 13 kg, dite « professionnelle » car sans limiteur de débit, pour permettre les plus grandes flammes.

ET SI J'APPUIE LÀ
ÇA FAIT UNE FLAMME
QUEL
MÉTIER !
FASCINANT !

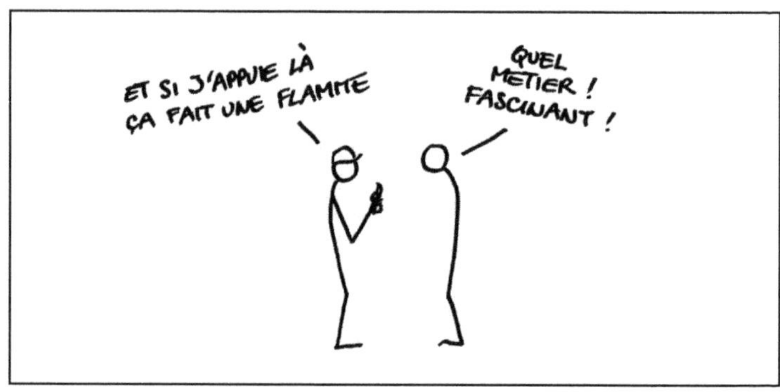

On utilise le propane car il peut se vaporiser (passer de l'état liquide à l'état gazeux) à des températures extérieures plus basses que le butane. Cependant, tout gaz, lorsqu'il se détend, se refroidit : si, du fait d'un débit très important, la bouteille elle-même vient à geler, la vaporisation sera bloquée. Il est donc prudent de prévoir plusieurs bouteilles. Ce même dispositif est aussi utilisé pour simuler de véritables incendies, mais l'équipement est alors plus lourd : bouteilles de 35 kg, rampes en acier, systèmes de vannes multiples, etc. La production fait dans ce cas appel à une équipe spécialisée, et aux pompiers si nécessaire pour sécuriser la scène.

Pour allumer le feu, de simples allume-barbecue jouent le rôle de veilleuse tandis que l'on desserre doucement la vanne d'ouverture du gaz.

S'il s'agit d'un feu de bois, on fabrique également, afin d'assurer au foyer un aspect constant, de fausses bûches, en béton cellulaire (siporex) taillé et peint ou en ciment réfractaire appliqué sur un treillage métallique.

Enfin, parmi l'équipement de base figure la «confiture», une mixture à base de solvants, vendue dans les magasins spécialisés, qui produit facilement de belles flammes, et permet, en l'appliquant au pinceau, de contrôler un feu sur tout support.

Dès qu'il manie une flamme, fût-elle de bougie, l'accessoiriste prend toujours soin d'avoir à portée de main des extincteurs adaptés, dont est généralement pourvue l'équipe régie.

Fumée

Il n'y a pas de fumée sans accessoiriste, et pas d'accessoiriste sans fumée ! Il a donc dans sa camionnette quelques moyens, loués ou lui appartenant en propre, pour en produire les formes les plus diverses. En premier lieu grâce à une machine, que l'on couple habituellement à un ventilateur. Le type le plus classique de ces machines utilise un mélange à base de glycol qui, poussé par une pompe au travers d'un serpentin chauffé, se vaporise en épaisses volutes. Ces machines sont de toutes tailles, certaines sont autonomes, petites et électriques, ou thermiques et à gaz, plus grosses et destinées à l'extérieur. La fumée ainsi produite, dense et peu homogène, disparaît assez vite, il faut «raccorder» à chaque prise.

Les machines à brouillard de type Hazer utilisent un système de pulvérisation mécanique, dans lequel une huile minérale, «concassée», atomisée par un compresseur, se répand en fine brume. Les particules très fines obtenues génèrent un brouillard homogène, plus durable.

L'innocuité de toutes ces fumées n'étant pas totale, on utilise toujours des liquides de qualité, tant pour l'efficacité que pour la santé des humains... et des machines! (Cf. « Adresses » en fin d'ouvrage.)

Si quelques fumigènes prêts à l'usage peuvent être employés dans de grands volumes intérieurs, la plupart du temps, on les utilise en extérieur. Leur inconvénient est d'être peu contrôlables (et souvent polluants), et leur avantage est d'être autonomes et puissants (et bon marché).

Parmi les nombreux produits fumigènes vendus dans le commerce, l'accessoiriste a le plus souvent recours à la fumée lente (mélange de chlorate et de lactose), d'une grande souplesse d'usage. Conditionnée en pot de 100 grammes, cette poudre jaunâtre doit être répandue en une traînée sur un support plat, réfractaire à la chaleur, dont la section détermine la quantité de fumée dégagée, tandis que sa longueur définit le temps de combustion, donc le temps d'émission de fumée. On peut aussi former, dans un rectangle de plastique thermosoudé aux dimensions voulues, de petits cylindres remplis de cette poudre, que l'on allume grâce à de la mèche noire. Cette dernière peut être reliée à un inflammateur électrique si l'on veut déclencher l'effet à distance. Outre la fumée de couleur blanche, la combustion produit une forte chaleur et une odeur assez irritante, qui la destine plutôt à un usage extérieur ou ponctuel en intérieur.

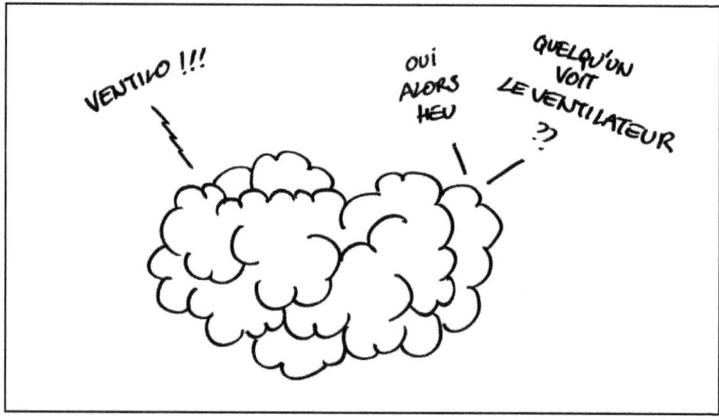

Une méthode «à l'ancienne» utilise un enfumoir à abeilles, où l'on allume des sels à fumée ou simplement de la paille, voire des herbes sèches.

Quelques gouttes d'eau oxygénée versées sur de la poudre de permanganate de potassium dégagent un petit nuage de fumée, digne d'un effet vitriol.

Cette présentation n'est pas exhaustive, d'autres produits chimiques existent (voir « Adresses »), parfois toxiques, voire dangereux, et toujours à manipuler avec précaution. Plus basiques, encens, papier d'Arménie, et autres serpentins antimoustique font partie de la panoplie de base de l'accessoiriste. Le choix parmi toutes les possibilités dépend de la mise en œuvre nécessitée par la mise en scène, avec ses paramètres contraignants. Il est plus difficile de tricher sur la fumée d'une cafetière ou d'un plat chaud si le contenu doit être consommé dans le même plan. Dans ce cas, si cacher un petit bout de papier à fumée s'avère trop délicat, on s'organise alors pour obtenir de la vapeur réelle, avec réchaud, four à micro-ondes ou bouilloire, peut-être tout cela à la fois, en restant alors extrêmement attentif aux risques de brûlures.

Glaçons, givre, glace, neige

Lorsque l'on doit servir des boissons avec glaçons, on utilise, si l'ingénieur du son n'est pas trop exigeant, des glaçons en résine. On en trouve facilement d'aspects divers et très satisfaisants, même si tous malheureusement ne flottent pas. Certains gélifiants à réhydrater permettent d'obtenir à bas coût de grandes quantités de glaçons factices, mais souples. On peut pulvériser de l'eau sur les parois des contenants afin de retrouver l'aspect de condensation produit par le froid.

Les effets de glace et de neige sont extrêmement divers. Selon la forme, les supports et leur envergure, la mise en œuvre demandera des moyens plus ou moins techniques et lourds. Depuis la paraffine pour simuler une couche de glace jusqu'aux machines à neige artificielle, en passant par les stalactites en résine, ces effets sont généralement confiés à des sculpteurs de décoration, voire à des équipes spécifiques. Enfin, le givre sur une vitre ou un pare-brise est très bien reconstitué par des aérosols prévus à cet effet, ou par des sels à réhydrater.

Impacts

Les impacts sont des explosifs plus ou moins puissants, qui simulent l'effet d'une balle sur différents supports. Leur maniement est soumis à la possession de certificats de qualification officiels C4/T2. Les impacts corporels, dont l'installation sur le corps des comédiens est délicate et technique, et le déclenchement, à haut risque et à distance, sont dédiés à un poste en propre, et assurés par un artificier spécialisé.

En revanche, s'il en a les capacités légales, l'accessoiriste peut se charger des impacts sur un sol, sur un mur, ou sur un objet à briser. Cela suppose aussi qu'il ait pu procéder, en amont du tournage, aux essais nécessaires et que, le jour du tournage, la préparation ne soit pas trop accaparante.

Dans certains cas, on peut recréer l'effet d'un impact à l'aide d'un fusil à air comprimé, style paintball, projetant des capsules renfermant la substance appropriée : faux sang pour un impact de balle sur un corps humain ou animal, zirconium pour un impact sur métal avec étincelles, poudre pigmentée sur un mur, etc.

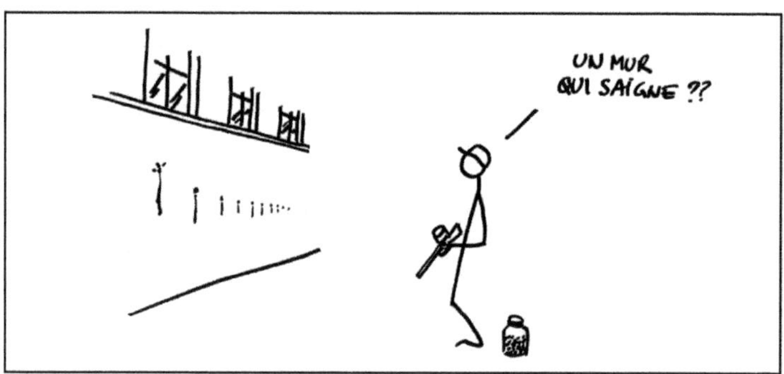

Sang

L'accessoiriste peut avoir à réaliser des effets de blessures suite à un coup de couteau, où le sang apparaît en direct à l'image. Il utilise alors des poches en plastique remplies de sang artificiel plaquées sur une protection fixée sur le corps du comédien, que l'on vient percer d'un coup de couteau à lame rétractable. Plus efficace, on fixe sur le comédien un tuyau relié à un pulvérisateur type jardinage ; la pression de celui-ci permet, selon le débit et la viscosité du faux sang, d'obtenir un écoulement ou une véritable giclure. Les systèmes seront adaptés selon de nombreux paramètres, à envisager avec le réalisateur et le cadreur : effet désiré, type de blessure, angle et distance de prise de vue, etc.

Si la victime gît déjà dans une mare de sang, on peut souhaiter protéger un sol absorbant ou fragile. On prend alors soin de confectionner des taches de sang souples et de toutes tailles, qui présentent aussi l'intérêt d'être déplaçables à la demande.

Le latex est d'une souplesse idéale, mais son aspect opaque, même s'il est teinté dans la masse, nécessite une patine adéquate. Les résines époxy sont plus faciles à mettre en œuvre mais présentent une dominante brunâtre et offriront une souplesse moindre. Ce sont les résines polyuréthanes qui, teintées, donnent les meilleurs résultats, mais elles nécessitent une enceinte hypobare afin d'éviter la formation de microbulles d'air.

Chapitre 3
Autour du métier

Le milieu du cinéma

Accessoiriste, mixeur ou administrateur, tous les salariés de l'industrie cinématographique partagent le même environnement. Bien plus que la variété des fonctions ou des films, certains points communs les rassemblent, qui façonnent leur quotidien au-delà du contexte professionnel.

Être intermittent

Depuis plusieurs décennies, régulièrement, le régime des intermittents est mis à l'index. Le principe qui a prévalu à sa création est de prendre en compte le caractère discontinu de l'activité professionnelle du secteur. Mais l'augmentation de la précarité sociale, avec la généralisation des contrats à durée déterminée, tend à faire de tout salarié un intermittent dans son secteur. Dès lors, le régime spécifique de ceux du spectacle paraît privilégié, tandis que le schéma social général s'est détérioré, avec la fin du plein emploi et le salarié comme première variable d'ajustement économique. En devenant un système d'indemnisation qui correspond à la condition de toute la société, mais inapplicable à une telle échelle, le régime des intermittents est également devenu un modèle à abattre. Mais la capacité de mobilisation de ses membres, et plus encore, le prestige des secteurs sensibles auxquels ils ont accès (sphères médiatiques et culturelles) leur donnent un pouvoir de résistance, voire de nuisance, que n'ont pas des salariés d'industries comme Molex ou Moulinex.

De plus, l'abandon total de ce régime spécifique menacerait ses bénéficiaires, mais aussi tout l'édifice culturel français, qui est l'un des facteurs principaux du rayonnement international de ce pays. C'est pourquoi de simples « rééquilibrages » restent à craindre, visant à satisfaire une opinion publique souvent mal informée sur nos métiers. Car les réformes déjà appliquées par le passé, fragilisant les plus vulnérables, se sont révélées assez inefficaces au niveau macroéconomique. Ainsi, de décisions différées en mesures transitoires, de pistes de travail en aménagements ciblés, les politiques défont peu à peu les acquis sociaux, et rendent plus difficiles l'accès et le maintien des métiers de la culture.

Au niveau individuel, celui qui se destine au métier d'accessoiriste, aux métiers du spectacle en général et du cinéma en particulier, doit d'abord savoir qu'il choisit une carrière au rythme très irrégulier. Les périodes de travail, intenses, véritable immersion dans une aventure collective, sont suivies d'un temps de disponibilité, dont on ne sait pas toujours la durée à l'avance. Un tournage est une course où l'équipe atteint sa vitesse de croisière dès la première minute du premier jour, la maintient jusqu'au « Coupez » de la dernière prise du dernier jour, tout en restant prêt à accélérer à tout moment. Cela s'arrête encore plus subitement que cela a commencé, et l'on se retrouve livré à soi-même, comme en décompression.

AH NON JE NE SUIS PAS DISPO
JE SUIS EN PLEIN TOURNAGE, LÀ

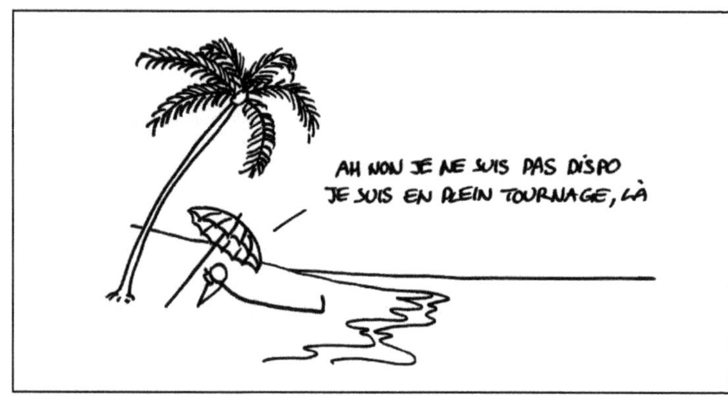

Le retour à ce quotidien est très attendu car, depuis toutes ces semaines, souvent absent pour les proches, négligeant toutes les affaires courantes, on a laissé de côté presque toute sa vie personnelle. Mais y reprendre pied n'est pas si facile. Parfois la fatigue accumulée vous envahit, et un petit rhume peut vous terrasser; ce sont là des symptômes que tout intermittent a connus. Et même si, exerçant en France, on a réuni les heures nécessaires à l'ouverture de droits d'indemnisation chômage, il faut, pour asseoir et assurer sa position dans son réseau professionnel, être prêt à repartir aussitôt que le clairon sonne.

En pratique, si un projet n'a pas pointé son nez avant la fin du précédent, nécessitant d'«enchaîner» sans répit, il est sage de prévoir quelque chose d'agréable dès la fin de tournage, un départ vers des contrées lointaines, des horizons nouveaux ou juste une retraite chez des proches, pour se ménager une zone tampon avant de reprendre le rythme de l'intermittent entre deux projets.

Car dans cette période de vacance plus que de vacances, il faudra bien sûr donner la priorité aux opportunités professionnelles, qui surviennent sans prévenir. Moins intégré à une équipe que nombre d'autres postes, celui d'accessoiriste est de ceux qui peuvent être pourvus au dernier moment, si par exemple ni chef décorateur ni réalisateur n'ont proposé de titulaire. On sera donc toujours prêt à embarquer sur un tournage, en province voire à l'étranger; mais l'entre-deux est parfois longuet. Et une funeste fatalité veut que, lorsqu'après une longue période sans contrat on s'engage enfin sur un projet, d'autres propositions affluent aussitôt, parfois plus intéressantes, offrant de meilleures conditions, avec des chefs de poste appréciés et fidèles... Le dilemme est alors cornélien : se dédire, même en proposant un remplaçant, est toujours délicat, tandis qu'un refus fermera une porte qui s'entrouvrait ou pourra clore définitivement une collaboration ancienne.

Mais quand rien ne se présente, il faut savoir s'occuper, avoir des projets personnels. Ce peut être entamer une formation; pour l'accessoiriste, passer un brevet d'artificier, ou approfondir ses compétences numériques. Ce sera aussi, moins amusant, l'entretien du camion, ou le déménagement du stock...

Il faut aussi savoir chercher; ou plutôt savoir comment ne pas chercher. Dans ce milieu où tout est affaire de réseau, la quête d'emploi ne prend pas la forme qu'elle a dans d'autres secteurs. Ici, c'est davantage l'emploi qui vous trouve que l'inverse : un matin, le téléphone sonne et une voix, connue ou non, vous demande si vous êtes libre pour tel projet. Quand le téléphone ne sonne pas pendant un peu trop longtemps, c'est que l'on ne pense pas à vous ! Les plus proches amis professionnels sont généralement au courant que l'on est disponible ; c'est donc le moment de réactiver ou d'étendre le cercle de ses relations et d'envoyer un mail, passer un coup de fil à quelque chef décorateur, assistant réalisateur ou directeur de production. On se rend alors compte qu'il est délicat de solliciter des collaborateurs potentiels seulement au moment où l'on a besoin d'eux... L'accessoiriste lui-même l'a déjà éprouvé, et n'aura jamais autant d'amis que lorsqu'ils ont besoin d'un camion pour déplacer un meuble ! C'est pourquoi il est important de se manifester de manière désintéressée auprès de ceux avec qui l'on a envie de (re)travailler : à l'occasion de la nouvelle année, d'une sortie de film, de l'annonce d'un prix pour un film auquel on a collaboré. Ou, au contraire, lorsque l'on commence un projet, histoire de donner des nouvelles autant que d'en prendre, à un moment où justement on n'est pas demandeur. De surcroît, cela permet de ne pas apparaître seulement dans la posture désavantageuse de celui qui ne travaille pas. Le seul risque est, semblant n'être jamais libre, de n'être jamais appelé !

En fait, la recherche active auprès de professionnels, que l'on ait auparavant collaboré avec eux ou non, est rarement couronnée de succès : elle peut avoir pour mérite de se faire connaître ou de se rappeler à eux, mais il est rare que l'on tombe au moment précis où, oui, ils ont besoin de notre profil. Tandis que se signaler de temps en temps permet de rester en piste.

La vie de l'intermittent en général est donc pavée d'incertitudes, et cette insécurité relative ne facilite pas les projets extra-professionnels, qu'il s'agisse de la construction d'une vie de famille ou de l'obtention d'un prêt bancaire. Poursuivre une carrière jusqu'à l'âge de la retraite suppose donc une réelle résistance du corps et de l'esprit. L'intermittent est condamné, au fil des ans, à savoir rester jeune !

Tous ces aspects peuvent sembler décourageants, ils sont aussi et surtout le sel de tous ces métiers. Exercer une profession dans le cinéma constitue une stimulation continuelle, aussi bien physique que mentale. L'imprévu règne en maître, et le challenge est de le circonscrire en permanence. Mais si l'on désire avant tout la sécurité professionnelle et une visibilité à long terme, on sera sans doute bien inspiré de faire de bonnes études et de chercher du travail ailleurs.

Contextes d'un film

Culture sociale, codes sociaux

Si le nomadisme d'un tournage peut lui donner des airs de caravane de cirque, la plus grande discipline reste fondamentale, dans la transmission des ordres comme dans l'exécution des tâches, et chaque membre l'intègre très rapidement.

Son milieu n'est donc pas le plus progressiste qui soit, contrairement peut-être à ce qu'il peut laisser croire. La mixité sociale n'y est pas particulièrement représentée, les origines étrangères ne sont pas légion, et la classe ouvrière n'a ni quota ni facilités à espérer. L'accès aux métiers les plus prestigieux (réalisation, image et son) suppose d'être issu d'écoles élitaires et/ou coûteuses, tandis que les fonctions les moins valorisantes (régie) sont souvent corvéables à merci. Le poste d'accessoiriste est sans doute celui où un parcours hors-norme est le plus facile à valoriser, tant la fonction elle-même est atypique.

Quelques postes, au sein des sociétés de production cinématographique comme de tant d'autres, sont formulés au féminin, et ce sont les plus mal rémunérés : habilleuse, tapissière, secrétaire de production. Précisons néanmoins que réalisatrices, directrices de production, chefs décoratrices et chefs opératrices du son ou de l'image, régisseuses générales et même électriciennes ou machinistes ne sont pas une exception. Et si les postes sont dans cet ouvrage généralement définis au masculin, c'est avant tout par commodité de lecture.

Dans ce secteur plus qu'ailleurs, le CV est beaucoup moins performant que le capital relationnel. Le milieu du cinéma s'est bâti sur un modèle de gauche cultivée de classe moyenne à supérieure, et tend à s'autoreproduire. Les exigences des métiers du cinéma (disponibilité maximale, congés maladie souvent inenvisageables, investissement personnel important, précarité professionnelle) impliquent que chaque membre vive le tournage comme le partage d'une aventure collective, où il trouve une gratification dans sa participation à l'énergie globale de tous, avant même l'espoir d'une promotion personnelle. Il s'agit donc de sentir l'appartenance à un destin commun, qui garde son actualité même s'il n'est évoqué que pour être raillé : celui de « la grande famille du cinéma français ». Les liens personnels, et parfois familiaux (le syndrome « fils/fille de »), sont fréquents et privilégiés pour y pénétrer.

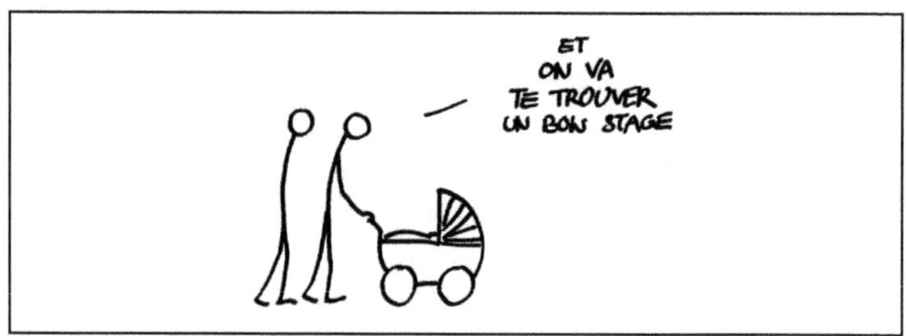

Dans cette chaîne de production en modèle réduit que constitue un plateau de tournage, la proximité, sociale et personnelle, est concrète ; tout le monde travaille avec tout le monde, et les écarts de salaires influencent moins les comportements que les affinités individuelles. Des codes comportementaux spécifiques sont néanmoins présents : sur un plateau, le tutoiement et la décontraction sont de rigueur. Ces codes sont en définitive au service de l'efficacité : chacun ayant parfaitement intégré ses obligations, on s'en acquitte sans aucune coercition, et le travail se fait dans la fluidité.

Mais la pression du travail, qui comme dans tous les milieux professionnels, peut concerner tous les postes, altère parfois le sens du respect le plus élémentaire. Une telle incompatibilité d'humeur, si elle interfère entre le réalisateur et un chef de poste crucial, peut déterminer un changement de titulaire dudit poste. Cependant, si une altercation apparaît peu fondée et abusive pour des raisons de genre, de supériorité hiérarchique ou autre, il ne se trouvera pas malheureusement toujours quelqu'un pour manifester son désaccord. Dans cet univers, peut-être encore plus qu'ailleurs, chacun a souvent une bonne raison de se taire, liée à la préservation de son propre avenir professionnel, ou du réseau auquel il doit son embauche. Dans la très grande majorité des cas, heureusement, les valeurs personnelles, la promiscuité du plateau et l'intérêt commun font que le sens des valeurs humaines demeure une règle à laquelle tous les travailleurs du spectacle restent fidèles et profondément attachés.

Budgets et rémunérations

Jusqu'à octobre 2013, les barèmes dits « syndicaux » déterminés par la convention collective signée en 1950 (et réactualisés depuis) fixaient le salaire minimum hebdomadaire que le titulaire de chaque poste doit toucher en début de carrière. Ces barèmes n'étaient pas légalement incontournables, et les salaires restaient négociables, avec pour seules limites celles du code du travail : ils pouvaient donc être minorés par accord de gré à gré entre le salarié et la production (les films sous-payés étant aussi ceux où l'on peut plus facilement faire ses armes en occupant l'échelon supérieur à son poste habituel), et parfois majorés. On a pu ainsi, sur certains films, être embauché sur la base d'un forfait hebdomadaire revalorisé, incluant les heures supplémentaires et de nuit. Il arrive aussi que quelques membres habiles ou bien placés obtiennent des compléments de salaire, tandis que d'autres peinent à faire valoir l'intégralité des heures travaillées.

Le montage financier de nombreux films se base beaucoup moins sur leur scénario ou sur le nom du réalisateur, fût-il connu, respecté et couronné, que sur celui des comédiens. Cette position de force donne une bonne latitude de négociation à leurs agents, concernant rémunération fixe et intéressements aux recettes. Qu'un comédien principal retire son accord de principe peut suffire à envoyer un projet fragile aux oubliettes. Les tarifs plus modestes auxquels ils consentent

Une nouvelle convention collective

Le débat qui a agité le monde du cinéma français courant 2012-2013 a rappelé des revendications parfois anciennes, fait émerger quelques questions de fond, et a même dessiné des lignes de fracture inédites voire douloureuses parmi tous les intermittents. S'il n'a pour autant pas mené à une totale remise à plat du système de production, il a enfin abouti à la rédaction et à la signature de l'extension d'une nouvelle convention collective.

Depuis cette signature en octobre 2013, les barèmes des salaires dépendent directement du budget prévisionnel du film déclaré au CNC (Centre national du cinéma). Il y a trois catégories.

- Pour les films dont le budget prévisionnel dépasse 3 millions d'euros, les salaires minimaux sont légalement fixés par l'Annexe I en préparation, et par l'Annexe II en tournage.
- Pour ceux dont le budget prévisionnel est compris entre 1 et 3 millions d'euros, ces barèmes sont minorés, mais également obligatoires, et relèvent de l'Annexe III. On procède alors à l'intéressement du salarié aux « recettes nettes producteur », c'est-à-dire que le salarié touchera, en fonction des recettes du film, jusqu'à deux fois la différence entre le salaire perçu et le salaire prévu par l'Annexe I ou l'Annexe II.
- Pour les films dont le budget prévisionnel est inférieur à 1 million d'euros, de plus en plus nombreux, les règles antérieures subsistent, et aucun autre minimum légal que celui du SMIC n'est imposé. L'équipe consent ici à des rabais salariaux qui peuvent dépasser 50 % de la grille normale, tandis que l'intéressement est possible mais nullement obligatoire.

néanmoins permettent parfois de boucler le budget d'un film; or, même minoré, ce seul cachet peut représenter une part très importante du maigre budget d'un film ne relevant pas de l'Annexe I (voir encadré page précédente).

Si le succès, même relatif, n'est pas au rendez-vous, la contrepartie qui avait été proposée, récupérer les salaires non perçus sur les recettes du film, restera sans retombée pécuniaire. La part de certains cachets de comédiens pourra alors sembler disproportionnée. Si leur justification est celle d'avoir permis au film de se faire, ils n'ont en revanche pas fait venir en nombre le public dans les salles : un tel échec est donc aussi un échec personnel. Le film ne boostera pas leur carrière – ni celle de quiconque ayant travaillé sur le film. Et si les comédiens doivent renoncer, comme toute l'équipe, aux intéressements, leur part fixe, même minorée, reste sans commune mesure avec les rémunérations des techniciens les mieux payés. Le manque à gagner concerne donc plus cruellement ceux qui se sont engagés dans le film sans pouvoir se garantir de ses aléas : parfois les financiers (producteurs, distributeurs, investisseurs) et à coup sûr l'équipe. Celle-ci s'embarque généralement en ignorant les détails du montage financier d'un film au moment de la signature des contrats, moment où il n'est pas évident de poser toutes ces questions à son interlocuteur. Les productions ne dévoilent pas volontiers toutes les informations concernant les projets en cours, sur lesquels pèsent souvent encore des incertitudes.

Vers une refonte du système ?

Au sein des commissions de travail réunies récemment par le CNC, plusieurs pistes sont proposées pour améliorer le système français de production cinématographique. Parmi celles-ci :

- encadrer plus strictement les aides publiques aux films accordant d'importantes rémunérations aux talents (acteurs, scénaristes, réalisateurs);
- faire clairement apparaître ces coûts sur les devis, distinctement des autres coûts de fabrication;
- partager davantage les risques commerciaux avec les comédiens en privilégiant l'intéressement, tout en encadrant les minimums garantis.

À l'heure où le cinéma français voit de nombreux défis se présenter, liés en particulier à la montée en puissance des multiples modes de diffusion numérique, on ne peut pas douter qu'une plus grande transparence du système profiterait à la majorité de ses « acteurs », de quelque côté de la caméra qu'ils se trouvent.

Sortir du salariat ?

Pour échapper aux contraintes du salariat, et pour mieux maîtriser la location du matériel leur appartenant, certains chefs opérateurs du son ou de l'image, des électriciens, des machinistes, ou des accessoiristes ont monté leur société, afin de présenter de simples factures à la production. Ce principe est très répandu à l'étranger, où le système d'indemnisation des intermittents du spectacle n'est pas spécifique, et moins avantageux qu'en France. Le technicien lui-même n'est alors plus salarié de la production, mais prestataire exerçant en libéral. Cela suppose naturellement une certaine organisation, et en particulier de s'adjoindre les services d'un comptable pour gérer les finances de ladite société.

En France, le statut d'auto-entrepreneur, créé en 2009, ne permet pas de facturer son matériel lors de tournages dont on est également salarié. En exonérant l'employeur de charges sociales, il permet d'abaisser les coûts de production, mais constitue aussi un modèle qui fragilise à terme le salariat traditionnel. À ce jour, ses spécificités (absence d'assurance chômage, faible retraite) ne semblent pas constituer une alternative satisfaisante au régime de l'intermittence.

Différences cinéma/télévision/sitcom/publicité/théâtre

La différence entre un tournage pour la télévision et un tournage pour le cinéma tend à s'estomper. Plus exactement, pour l'accessoiriste comme pour beaucoup de postes, le type de diffusion n'est plus le critère essentiel qui marque les différences d'un tournage à l'autre.

Jusqu'à l'aube du XXIe siècle, la télévision en France a produit des séries formatées et des unitaires à budgets moyens, tandis que le cinéma était souvent synonyme de scénarios d'envergure et de moyens plus confortables. Avec la multiplication des chaînes, la prolifération des sociétés de production cinématographiques, l'apparition des techniques numériques, la situation s'est complexifiée.

Le succès des séries américaines, et le standard de qualité qu'elles proposent, a poussé quelques chaînes à relever le défi de cette concurrence. Ainsi, de plus en plus de scénarios ambitieux sont écrits pour la télévision, qui sait parfois leur accorder les moyens qui permettent un travail de qualité. Véritable consécration, certaines séries européennes sont même adaptées aux États-Unis.

De son côté, le cinéma garde le privilège des budgets records, ils sont même régulièrement battus. Mais il voit aussi se tourner les films les plus désargentés, et leur nombre n'a cessé de croître depuis une vingtaine d'années. Les temps de tournage de 4 à 6 semaines, qui étaient ceux des téléfilms, se répandent parmi les fictions destinées au cinéma. On tourne alors jusqu'à 5 minutes utiles (c'est-à-dire qui seront montées) par jour. Qu'il s'agisse d'un film ou d'un téléfilm, lorsque le budget impose un tel rendement, l'accessoiriste, comme toute l'équipe, devra plus que jamais faire la chasse aux imprévus, car il y aura peu de temps pour leur résolution. De même, le réalisateur aura généralement conscience que ses demandes de dernière minute seront moins aisément satisfaites.

Les sitcoms (contraction de l'anglais *situation comedy*, «comédie de situation») sont ces séries de 30 minutes au maximum (coupures publicitaires incluses), où décors et personnages sont récurrents. Leur cas reste à part, puisque l'on y tourne d'ordinaire jusqu'à 20 minutes utiles par jour. Autant dire que le programme est serré. Le scénario au long cours, piloté par un cahier des charges rigoureux, se déploie en une dramaturgie calibrée. Toute improvisation est bannie, et efficacité est le maître mot sur le plateau. L'ambiance de travail y est cependant cordiale, souvent détendue, et les journées sont d'une régularité qui préserve davantage la vie personnelle que beaucoup de tournages. En contrepartie, les charges de l'accessoiriste sont moins variées, moins complexes, moins excitantes que sur un long-métrage.

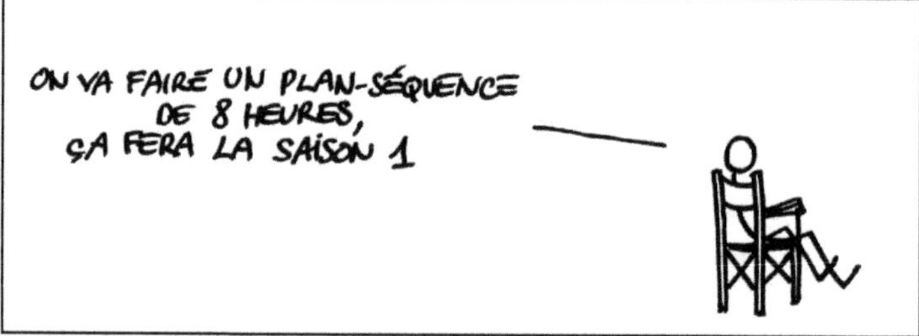

Les tournages de publicités ont ceci de particulier que celui qui a le dernier mot sur tous les sujets est le client. Il a commandé le film, il en a validé le concept, l'esthétique, et il le finance. Le travail spécifique de l'accessoiriste sur une publicité consistera principalement à mettre en valeur un objet, et à connaître tous les moyens de le faire, en sachant par exemple le remplacer par un artefact qui sera plus flatteur à l'image.

Du côté du spectacle vivant, les méthodes de travail n'auront pas grand-chose en commun. En effet, les exigences y sont très différentes de celles d'un tournage, notamment à cause des contraintes et des spécificités physiques de la scène. Ainsi, le réalisme n'est pas nécessairement une priorité; la visibilité des accessoires et la lisibilité des actions sont pensées en fonction de la présence réelle du public. Par ailleurs, les espaces clos limitent le recours aux effets spéciaux. Enfin, la continuité de la représentation théâtrale conditionne les interventions de l'accessoiriste, et les confine aux coulisses. Et même en spectacle de rue, tout dysfonctionnement doit surtout être banni puisqu'il n'y a pas de seconde prise possible! D'où l'importance des nombreuses répétitions, qui se conjuguent avec le travail de préparation de l'accessoiriste.

L'équipe d'un film

La quasi-totalité des membres de l'équipe du film sont de véritables interlocuteurs pour l'accessoiriste; de la préparation au dernier jour de tournage, il aura certainement l'occasion de travailler avec chacun d'eux.

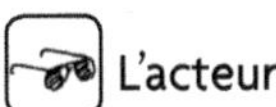

L'acteur

Star ou inconnu, il est l'objet de toutes les attentions. Après un trajet depuis son lieu de résidence dans la voiture d'un assistant, une préparation cosmétique et vestimentaire, puis une attente parfois longue, il doit, en quelques prises, à la fois délivrer son texte, tenir compte de contraintes diverses (maquillage ou vêtements incommodants, placements et déplacements précis par rapport à la caméra, maniements d'objets), et satisfaire le réalisateur en assimilant ses indications : bref, jouer. S'il aime être regardé, il est aussi naturellement inquiet et sensible. Bien souvent premier moteur de succès du film, les comédiens représentent parfois son premier poste budgétaire.

L'accessoiriste, en contact permanent avec les acteurs, prendra en compte leurs habitudes, leur caractère et leurs humeurs, afin d'établir un mode de relations approprié à chacun et de créer le meilleur dialogue, sur les modes les plus divers.

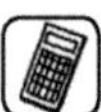 L'administrateur de production

Il est le comptable du tournage, il établit les salaires et paie les factures. L'accessoiriste va parfois le voir parce que son bulletin de paie lui semble erroné, parce que ses notes de frais n'ont pas été entièrement remboursées. En pratique, il se trompe rarement.

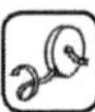 Les assistants caméra

Leur intitulé l'indique : ils s'occupent de la caméra et, très concentrés, de cela uniquement. Virtuose de la netteté, le premier assistant caméra (le «pointeur») fait... le point, change les objectifs, les filtres, etc. Le second assistant caméra les lui apporte et gère le matériel. Il n'est plus guère question de bobines, de chargement de pellicule et de poil*, mais l'électronique et la connectique des caméras numériques donnent largement autant de travail. Pendant les prises, un assistant reste le regard rivé sur l'écran de contrôle afin de vérifier la justesse des divers réglages. L'accessoiriste a rarement à collaborer avec ces assistants caméra : on ne vient donc les voir que pour le plaisir de leur compagnie!

 Les assistants réalisateurs

Toujours sur la brèche, aux abords du plateau, ils font régner le silence sur le plateau, répercutent les annonces, vont chercher le comédien ou le technicien attendu en urgence sur le plateau. Sous le contrôle du premier assistant réalisateur, et avec l'aide du chef de file, ils règlent la figuration. C'est souvent eux qui se rendront disponibles pour donner un coup de main à l'accessoiriste. En fin de journée, l'accessoiriste fait le point avec le second assistant réalisateur pour s'assurer que tout est en ordre de marche pour le lendemain.

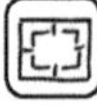 Le cadreur

Le cadreur est responsable de la composition de l'image. Ses compétences sont primordiales pour déterminer la meilleure focale, établir un travelling, définir le déplacement d'un comédien et travailler le découpage. Tous ces choix peuvent avoir une grande influence pour la manipulation des accessoires et sur la mise en œuvre de la plupart des effets spéciaux. Le cadreur est aussi un collaborateur précieux pour orienter l'accessoiriste dans sa mise en valeur du décor.

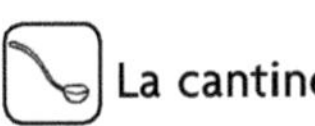

La cantine

Mitonnant les repas dans son camion-cuisine, l'équipe cantine est un membre à part entière de l'équipe de tournage qu'elle accueille une fois par jour, sous une tente chauffée ou dans une remorque spéciale, un local improvisé voire un bus à impériale. Les productions savent l'importance de ces 60 minutes où l'équipe recharge ses batteries autour d'une nourriture de qualité, personnalisée si nécessaire. On a vu des cantines se succéder sur un même tournage, lorsque l'équipe ne les estimait pas à la hauteur de ses attentes. Tourner avec certains réalisateurs ou certains comédiens, particulièrement gourmets, est synonyme de coupures repas particulièrement soignées.

L'accessoiriste a parfois besoin de la cantine, même en dehors des heures de repas. Dans le cas d'une séquence de consommation de nourriture, parfois improvisée ou loin de tout commerce et traiteur, le cuisinier pourra être d'une aide précieuse, tant en approvisionnement qu'en préparation.

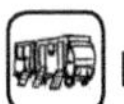

Les cars-loges

Installés aux aurores aux abords du tournage, ils accueillent la production, les costumes, la coiffure et le maquillage, et bien sûr les comédiens, dont certains revendiqueront une loge proportionnelle à leur cachet, ce qui peut donner lieu à des rivalités cocasses, sauf pour le régisseur et le directeur de production. La présence dans le car-production d'une imprimante et d'une photocopieuse peut s'avérer précieuse pour l'accessoiriste.

Le chef décorateur

Travaillant au plus près du réalisateur, le chef décorateur supervise l'identité esthétique des espaces physiques du film, en adéquation avec le budget qui lui est alloué. Qu'il crée les décors en studio, ou qu'il les aménage après des repérages, il compose une scénographie au service de la narration, qu'il fait réaliser par son équipe, parfois la plus nombreuse du film. S'il est un chef de poste peu présent sur le plateau, il est pourtant celui auquel le travail de l'accessoiriste est le plus lié. La plus grande confiance doit être établie entre ces deux personnes, car c'est à l'accessoiriste que le chef décorateur «remet les clés» du décor une fois qu'il est terminé et que le tournage s'en empare.

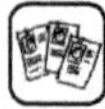 Le chef de file

C'est le responsable de la figuration. Avec un talent similaire à celui d'un directeur de casting, il choisit figurantes et figurants en fonction de l'action, des lieux, voire de l'époque. Son expérience lui a permis de constituer un carnet d'adresses de plusieurs dizaines de personnes de toutes apparences qui, professionnelles, ne se désisteront pas au dernier moment, viendront équipées de plusieurs tenues pour apparaître différemment dans chaque séquence, et reviendront si nécessaire un autre jour avec les mêmes tenues, afin d'assurer des séquences raccords. Sur un film contemporain, l'accessoiriste se rapproche du chef de file pour qu'il demande à ses figurants de se munir d'accessoires en rapport avec les scènes du jour.

 Les conseillers techniques

Ils interviennent dès que des compétences spécifiques sont requises : effets spéciaux (pluie, feux, impacts), régleur de cascade physique, pilote de précision, armurier, plongeur sous-marin, dresseur animalier, spécialiste informatique, expert de la police ou d'un autre domaine. Si la production en reconnaît la nécessité, chaque film peut accueillir quelques conseillers techniques, fins connaisseurs d'un domaine précis, généralement rompus aux exigences particulières d'un tournage. Ils tirent leur savoir-faire de leur expérience et d'un parcours personnel davantage que d'une formation, ou d'un diplôme reconnu. Peu nombreux, on les retrouve de film en film. Mercenaire dans un univers de mercenaires, le conseiller est souvent informé a minima du contexte scénaristique de son intervention. L'accessoiriste et l'équipe décoration sont alors en contact avec lui pour anticiper les éventuels besoins de cette intervention : matériaux ignifuges, matelas de cascade, plaques minéralogiques, types de holster, laisses ou gamelles de chien, clavier et souris déportés, etc.

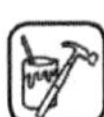 La décoration

D'ampleur très variable, de trois à plusieurs dizaines de personnes, cette équipe rassemble de nombreux métiers, qui collaborent pour donner corps aux conceptions artistiques de chef décorateur. Elle est celle sur laquelle s'appuie le plus l'accessoiriste. Certains accessoires, avant de lui parvenir, ont été dessinés par le chef décorateur ou un assistant, structurés par un serrurier-soudeur et un menuisier, façonnés par un sculpteur, avant d'être décorés par un tapissier ou un peintre. Le chef constructeur ou l'ensemblier indiquent à l'accessoiriste leurs recommandations dans l'usage de telle structure ou tel objet qu'ils ont fabriqué, tel mobilier ou tel accessoire qui a été loué.

Intégré à l'équipe décoration, il existe le poste d'accessoiriste dit « de meublage », dont la charge est de fabriquer de petits accessoires, de rechercher et d'installer tuyauteries et robinets, lumières et interrupteurs, étagères et autres éléments de décor praticables, dont il confie l'usage à son collègue de plateau.

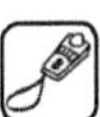 Le directeur de la photographie, ou chef opérateur

C'est lui qui fait la lumière et signe l'image du film. Il a sous ses ordres l'équipe caméra, les électriciens et les machinistes. L'accessoiriste agit en concertation avec lui dès lors que son intervention influe sur la qualité de la lumière, de l'air, des transparences : vitrages ou pare-brise à nettoyer ou non, création de buée, réglage d'une fausse pluie, présence de fumée. De plus, le chef opérateur est souvent cadreur, ce qui multiplie les cas de collaboration.

 Le directeur de production

Le directeur de production est chargé de mener le film à son terme en respectant le budget alloué. Pour établir le devis du film, il traduit les lignes du scénario en lignes comptables; il doit pour cela connaître les spécificités de chaque département. À la croisée des secteurs artistique, technique, humain et financier, c'est vers lui que remontent toutes les informations, qu'il est chargé de hiérarchiser et d'harmoniser, pour que le tournage se déroule dans des conditions satisfaisant au mieux équipe et producteur. Durant le tournage, il tient les cordons de la bourse, et est donc fréquemment en butte aux désirs des uns et aux nécessités des autres.

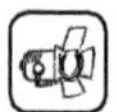 Les électriciens

Sur les indications que le directeur de la photo a données au chef électricien, l'équipe des électros s'occupe de disposer, d'alimenter et de régler les projecteurs de lumière. Le matériel va de la réglette de LED que l'on accroche sur le tableau de bord d'une voiture, au projecteur de 15 kW et 70 kg, que l'on hisse sous la pluie à 12 m de haut sur un échafaudage extérieur, en passant par la rampe pilotée par ordinateur pour simuler un feu. L'électricien alimente tout ce matériel, en le reliant à un tableau électrique provisoire ou au groupe électrogène mobile, dont s'occupe le conducteur de groupe (groupman). L'accessoiriste peut s'adresser à un électro pour une triplette ou un pied équipé d'une pince adéquate, et ils collaborent aussi pour la transformation d'une lampe torche standard en lampe surpuissante, ou pour l'électrification d'une lampe tempête.

Historiquement, électros et machinos représentent le corps des ouvriers, et veillent au respect des conditions syndicales de tournages. La main sur le disjoncteur, le groupman pouvait ainsi interrompre un tournage dont les conditions outrepassaient le cadre convenu avec l'équipe. Ce rôle s'estompe du fait de l'application plus rigoureuse des conventions collectives. La fréquente conclusion avec la production d'accords spécifiques aux ouvriers (forfait à la semaine, incluant heures de préparation et de rangements, dont ne bénéficie pas systématiquement l'équipe entière) a parallèlement contribué à amoindrir cette traditionnelle fonction régulatrice et solidaire.

 Le HMC

Habillage-Maquillage-Coiffure en français (*Hair-Make-up-Costumes* en anglais), voici les postes qui se vivent au plus près des comédiens. Présents aux aurores avec la régie, ils accueillent l'acteur encore endormi ou déjà stressé, qu'ils préparent, maquillent, coiffent, habillent, puis accompagnent sur le plateau afin d'assurer raccords et rectifications jusque devant la caméra. Toujours à l'écoute, l'habillage, et plus encore le maquillage et la coiffure, sont aux petits soins pour le comédien ou la comédienne. Les membres du HMC sont ainsi le premier témoin de leurs joies, angoisses, colères, et diverses contrariétés, et tous ces petits secrets ne devront pas quitter la loge où leurs auteurs se font dorloter. Pour l'accessoiriste, les occasions sont nombreuses de se rendre dans ces caravanes feutrées : poser une question à un comédien, venir prendre des vêtements pour personnaliser un décor, parfois même se faire couper les cheveux !

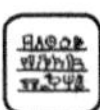 Les loueurs

La première visite dans les entrepôts de ces professionnels de la location de meubles et d'accessoires reste gravée dans la mémoire, tant la multitude d'objets et d'ambiances y est étourdissante. Cette abondance doit permettre à l'ensemblier de composer entièrement un univers unique pour chaque décor, et à l'accessoiriste de trouver quelques propositions d'objets usuels plus ou moins courants. La plupart des pièces de ces stocks ayant été déjà filmées, et certaines souvent vues, on peut tenter d'y recourir le moins possible, en parcourant son carnet d'adresses, pour se rendre chez un antiquaire, un fabriquant ou un vendeur, qui accepte de louer. La récente fermeture de certains loueurs historiques va néanmoins assurément compliquer la tâche de nombreux ensembliers et décorateurs.

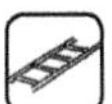 Les machinistes

Parfois interlocuteur direct du réalisateur, et en collaboration avec le cadreur, le chef machiniste avec son équipe se charge de réaliser tous les déplacements de caméra, et manipule le matériel permettant tous les mouvements. Il assiste et assure le cadreur lorsque celui-ci, caméra à l'épaule, marche à reculons. Plus généralement, le machino installe et sécurise la caméra pour tous les types de mouvements, sur tous les supports, tous les terrains, en manipulant tout le matériel nécessaire : têtes, trépied, cubes*, barres, ventouses, praticable, chariots, rail travelling, grues, etc. Lorsque de lourds éléments de décors doivent être manipulés, le machino donnera facilement un coup de main à l'accessoiriste.

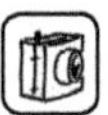 Le photographe de plateau

Autrefois attaché à la scripte pour qui il faisait les photos de raccords, il réalisait déjà les clichés que la production utilise pour la promotion du film. Aujourd'hui présent seulement quelques jours par film, il bondit dès la fin d'un plan emblématique, pour refléter l'esprit de la scène sans trop interrompre la marche du tournage. Si nécessaire, l'accessoiriste fait jouer ses accessoires pour ces mini-séances photos.

 Le premier assistant réalisateur

Tenu de mettre en œuvre les volontés du réalisateur, il est son bras droit, et lui sert également de jambes, d'œil, d'oreille et de bouche. Chargé du plan de travail, il aura composé avec toutes les contraintes (moyens financiers, disponibilité des acteurs, des décors, des intervenants) pour établir, et souvent retoucher, cette feuille de route que suivra le tournage du premier au dernier jour. Sur le plateau, il donne le rythme, coordonne les interventions, et accorde l'attention nécessaire à chaque détail, à chaque rouage afin que la machine avance conformément à ses prévisions. Ce premier assistant réalisateur est aussi le premier interlocuteur de l'accessoiriste, car il centralise et lui transmet nombre d'informations déterminantes pour son travail.

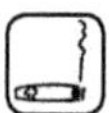 Le producteur

Le producteur n'est pas à proprement parler de ceux avec qui l'équipe travaille, il est celui pour qui tous travaillent. À la tête de la production du film, il en gère tous les aspects financiers et a un droit de regard sur tous les autres. Il peut être à l'origine de l'idée du film, avoir acheté les droits d'un auteur ou avoir été approché par un réalisateur porteur d'un scénario plus ou moins abouti. Dans tous les cas, le producteur décide de prendre en charge le développement du projet, il recherche et rassemble les moyens financiers nécessaires au film, qu'il contrôle et accompagne tout au long de son existence (écriture, maturation, fabrication, diffusion) afin que le film soit à la hauteur des attentes artistiques et commerciales qu'il a suscitées.

Le cigare aux lèvres, quelques starlettes dans sa décapotable, le portrait du producteur est bien dessiné dans l'imaginaire collectif. Pourtant, il en va des producteurs comme des films : ils sont très divers.

Sur le plateau de tournage, le producteur n'est que de passage : souvent discret voire furtif, parfois cordial, il est toujours remarqué. Il réserve ses observations au petit cercle concerné (réalisateur, directeur de production, premier assistant réalisateur, et parfois chefs des postes artistiques). Il sera rarement un interlocuteur pour l'accessoiriste.

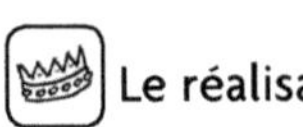 Le réalisateur

S'il est, comme toute l'équipe, un salarié de la société de production, il est celui dont le profil est le plus varié. Il détient l'identité artistique du film et en porte le projet depuis de nombreux mois. Il est le technicien qui bénéficie de la plus grande liberté d'action, mais il est également le premier à être soumis aux contraintes de production. Prépondérant sur toutes les options artistiques du film, il choisit comédiens, chefs de poste et lieux de tournage, il dirige scénario, acteurs, mise en scène et montage. C'est également le patron, celui dont le projet et l'énergie doivent motiver toute l'équipe, celui aussi qui a nécessairement le dernier mot, celui dont les désirs sont toujours des ordres. Les exaucer à tout instant contraint parfois l'équipe à accomplir de véritables exploits.

L'accessoiriste est un de ses interlocuteurs les plus fréquents, car chaque situation peut donner lieu à des demandes de la part du réalisateur, ou des propositions de la part de l'accessoiriste.

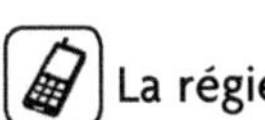 La régie

Cette équipe, plus ou moins nombreuse selon l'envergure du film, est chargée d'organiser et de gérer toute l'intendance indispensable au tournage. Le poste de régisseur général, chef de cette équipe, conduit fréquemment à celui de directeur de production. Le logement, les déplacements de l'équipe et des comédiens, la table « régie », la cantine, les diverses autorisations (tournage, mise à disposition des lieux publics ou privés, accès, stationnements, alimentation électrique) et les moyens techniques et humains qu'elles nécessitent, tout cela est de la responsabilité du régisseur général et de ses assistants. C'est pourquoi la régie est la première et la dernière équipe présente sur chaque décor ; elle est celle dont l'amplitude horaire est la plus grande. C'est un de ces métiers dont on n'entend pas parler si le travail est parfaitement exécuté, mais dont le moindre défaut portera préjudice à toute l'équipe. La régie rendra de nombreux services à l'accessoiriste (courses de dernière minute, dépannage de fournitures alimentaires, livraison expresse), comme à beaucoup d'autres postes.

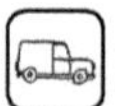 Le régisseur d'extérieurs

Membre de l'équipe décoration, chargé des achats, locations et recherches diverses, il travaille en étroite collaboration avec l'ensemblier, qui a choisi les différents éléments du décor qu'il faudra trouver. C'est l'interlocuteur privilégié de l'accessoiriste au sein de l'équipe décoration, car c'est lui qui « nourrit » le plateau, apportant au matin les accessoires loués la veille, les fleurs fraîches à l'ouverture du décor et les denrées consommables juste avant les scènes de nourriture. C'est avec lui que l'accessoiriste s'organise jour après jour, et c'est aussi le premier qu'il joint en cas de demande impromptue.

 La scripte

Référent technique et artistique du réalisateur, la scripte (le poste est resté quasi exclusivement féminin) se tient à ses côtés en permanence, observe, écoute, discute, conseille, propose. Elle effectue d'abord une lecture approfondie du scénario, critique et constructive, puis elle établit une continuité complète. Mémoire exhaustive du tournage, elle consigne dans ses rapports tout ce qui se passe à l'image, au son et, hors-champ, sur le plateau. C'est vers elle que l'on se tourne lorsqu'il y a un doute sur un raccord ou sur un point précis du scénario. Plus qu'un interlocuteur, la scripte est un réel partenaire de travail pour l'accessoiriste.

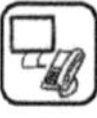 Le secrétaire de production

Il (souvent elle) s'acquitte des obligations administratives non comptables, complète le dossier pour chaque embauche, s'assure, en collaboration avec la régie, de tous les déplacements prévus (billets, taxis, coursiers, livreurs), veille à l'édition quotidienne, voire à la distribution, de la feuille de service, et exécute mille autres tâches. C'est une des petites mains indispensables.

 Le son

Chef opérateur du son, perchman et souvent stagiaire conventionné, composent l'équipe du son, que l'interminable perche, tenue à bout de bras ou posée verticale sur sa roulante, permet de localiser de loin. Sensibles aux attentions, et toujours en butte aux bruits parasites, ils apprécieront l'accessoiriste qui sera muni de cuillères en plastique imitation métal, celui qui humidifiera le papier craquant manipulé à l'image, qui huilera toutes les chaises roulantes d'un décor avant qu'ils ne le lui demandent, et qui balaiera les graviers qui crissent sous les pas des comédiens – et de l'équipe.

Les stagiaires conventionnés

Ce sont les seuls membres de l'équipe qui courent lorsqu'ils sont pressés – alors que c'est généralement le cas de tous. L'inexpérience les pousse parfois à poser des questions voire à émettre des avis pertinents que les plus aguerris garderaient pour eux. Leur ingénuité apporte ainsi un air frais dans ce milieu où la spontanéité est souvent calibrée.

L'accessoire au passé

Histoire brève

Thespis d'Icare, au IVe siècle avant J.-C., cité par Nicolas Boileau dans son *Art poétique* paru en 1674, est considéré comme le premier acteur. Inséparable de son célèbre chariot, il préfigure également l'accessoiriste !

Dans le théâtre grec, la présence des accessoires se confond avec celle des costumes et des masques, tous destinés à camper le personnage. Avec le théâtre romain, la machinerie se développe mais le décor reste réduit à sa plus simple expression. Les objets apparaissant dans la scénographie sont le plus souvent des accessoires de meublage, disposés sur la scène ou même peints sur la toile de fond.

Au Moyen Âge, le théâtre, populaire mais tombant en disgrâce, devient ambulant. La notion d'auteur disparaît. Les accessoires sont rares, et toujours anecdotiques et utilitaires.

Il faut attendre que le théâtre retrouve un espace dédié pour que la scénographie moderne naisse. En 1606, Shakespeare, sans doute le premier, met un accessoire de manière saisissante sur le devant de la scène : un crâne, celui d'un bouffon cher à Hamlet, auquel celui-ci s'adresse au-delà de la mort. Ce crâne devient par là un véritable interlocuteur; on peut aussi considérer qu'il figure le spectateur qui l'écoute. Pour la première fois, un objet profane acquiert un rôle dramatique, est élevé au rang de personnage. Cette scène deviendra le symbole de la pièce de théâtre, voire de toute l'œuvre de son auteur.

Dans le théâtre de marionnette, avec celui de Guignol à partir de 1808, l'accessoire, par sa taille quasi identique à celle des personnages, confirme la place centrale qu'il peut occuper dans une dramaturgie comique.

On trouve trace du métier de « garçon des accessoires » en 1873, quand se joue une grande variété de pièces, aux décors de plus en plus détaillés, alimentés par les premiers magasins d'accessoires du théâtre. En 1887, André Antoine, metteur en scène et fondateur du mouvement Théâtre-Libre, dispose de véritables quartiers de bœuf dans un décor de boucherie, ouvrant ainsi la voie de la mise en scène moderne et naturaliste.

Au début du XXe siècle, tandis que le cinéma commercial prend son essor, le burlesque apparaît, où le ressort comique repose souvent sur un objet : la tarte à la crème eut son heure de gloire, et le plan qui lui est alors consacré illustre la reconnaissance désormais accordée aux accessoires.

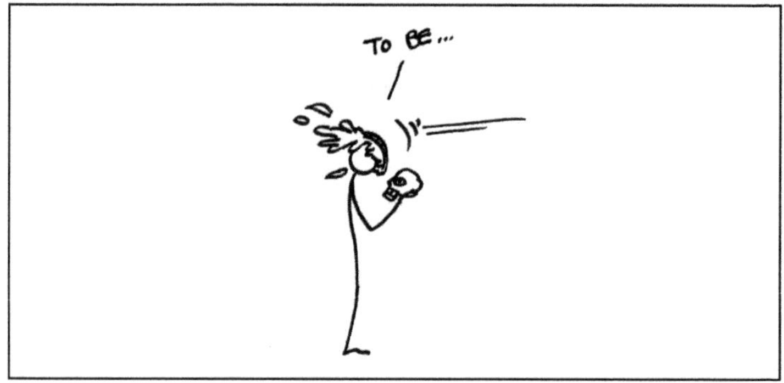

Après la Seconde Guerre mondiale, la fin de l'âge d'or des studios impose aux accessoiristes de quitter le cocon de leur atelier pour sortir au plein air et devenir tout-terrain, ce qui signe la scission définitive avec le milieu clos du théâtre et sa troupe. Dans le même temps se construit le régime spécifique des intermittents du spectacle, qui structure encore tout le cinéma français.

Ils ont été accessoiriste...

... dans un film

Fernandel dans *Le Schpountz* (1938 – Marcel Pagnol)
Michel Dupleix dans *Des pissenlits par la racine* (1964 – Georges Lautner)
Bernard Menez dans *La Nuit américaine* (1973 – François Truffaut)
Renato Scarpa dans *Les Secrets professionnels du Dr Apfelglück* (1991 – Thierry Lhermite)

... au cours de leur vie

Mathieu Amalric, réalisateur et comédien français, né en 1965
Frank Borzage, réalisateur américain (1894-1962)
Yul Brynner, acteur américain (1920-1985)
Frank Capra, réalisateur, scénariste et producteur américain (1897-1991)
Roger Corbeau, photographe de plateau français (1908-1995)
Dino De Laurentiis, producteur italien (1919-2010)
John Ford, réalisateur américain (1894-1973)
Sami Frey, acteur français, né en 1937
Henry Hathaway, réalisateur et producteur américain (1898-1985)
Václav Havel, dramaturge, 1er président de la République tchèque (1936-2011)
Howard Hawkes, réalisateur, producteur et scénariste américain (1896-1977)
Elia Kazan, réalisateur américain (1909-2003)
Im Kwon-taek, réalisateur et scénariste coréen, né en 1936
Bouli Lanners, réalisateur, scénariste et acteur belge, né en 1965
Georges Méliès, réalisateur français (1861-1938)
Sam Peckinpah, réalisateur américain (1925-1984)
Claude Pinoteau, réalisateur français (1925-2012)
Mack Sennett, réalisateur américain (1880-1960)
Charles Trenet, auteur-compositeur-interprète français, (1913-2001)
John Wayne, acteur américain (1907-1979)
Ed Wood, acteur, réalisateur et scénariste américain (1924-1978)

Filmographie de l'accessoire

Dans l'histoire du 7e art, la règle est plutôt que les accessoires restent... accessoires, outils mineurs parmi d'autres outils du dispositif cinématographique. Néanmoins, de très nombreuses œuvres de fiction accordent une place de choix aux accessoires ; ils deviennent un élément-clé du scénario et donnent même parfois leur nom aux films.

D'abord prétexte à l'enchaînement de situations dramatiques ou cocasses, l'accessoire pourra aussi refléter les préoccupations d'une époque, se faire le vecteur de convictions politiques ou sociales, voire incarner les obsessions de l'auteur.

La tentative de recensement qui suit constitue donc un inventaire très hétéroclite.

Les précurseurs

La naissance du cinéma se confond avec les débuts de Georges Méliès puisque, invité à la première séance publique en décembre 1895, il décide aussitôt de s'y consacrer. Formé à l'univers de la prestidigitation et de la magie, Georges Méliès est déjà maître dans la manipulation d'objets. Il sera alors précurseur dans nombre de techniques de trucages et effets spéciaux dans ses films où tout, thème, costume ou accessoire, est prétexte à inventivité.

Le burlesque au cinéma fera dès les années 1910 la part belle aux objets, réels partenaires de jeu, et souvent adversaires redoutables. L'incontournable tarte à la crème fut ainsi jetée pour la première fois dans *A Noise from the Deep* (Mack Sennett, 1913) par Roscoe « Fatty » Arbuckle.

On trouve Harold Lloyd luttant contre une Ford T dans *Oh, la belle voiture !* (1920), aux prises avec un gratte-ciel dans *Voyage au paradis* (1921) et bien sûr accroché à une aiguille d'horloge dans *Monte là-dessus !* (1923). Lloyd exécute des cascades d'autant plus incroyables qu'il a été, en 1919, amputé du pouce et de l'index de la main droite, dans une explosion suite à une erreur de manipulation d'une bombe accessoire. Il sera donc par la suite, grâce au célèbre producteur Samuel Goldwyn, ancien gantier, très discrètement pourvu d'une prothèse couleur chair.

Buster Keaton est aussi un cascadeur d'exception et un régleur millimétré, perpétuellement en butte à des objets qui semblent doués de vie. Ses acrobaties au fil de *La Croisière du Navigator* (1924) ou le long des rails de *The Generale* (1927) sont célèbres, et la caméra de *L'Opérateur* (1928) est quasiment un personnage autonome.

Charlie Chaplin, dont la canne, présente dès son premier film en 1914, est indissociable du personnage, a été précurseur dans le détournement poétique d'objets avec la danse des petits pains dans *La Ruée vers l'or* (1925). Dans *Le Dictateur* (1938), le globe terrestre – ballon dont joue Hynkel – Charlot permet d'exprimer à la fois la sensibilité de l'homme, et la mégalomanie délirante et dévastatrice du dictateur. À la fin, le ballon explose.

Armes

Les westerns, films policiers, de guerre, de samouraïs et de cape et d'épée constituent un genre en soi qui a pour dénominateur commun la présence d'armes de poing. Telles le Walther PPK de James Bond, le 357 Magnum de Dirty Harry, ou encore l'Uzi et la Kalachnikov, certaines y ont acquis leur notoriété, mais les films qui les placent au centre de leur intrigue sont assez rares.

L'Épée Bijomaru (Kenji Mizoguchi, 1945) est forgée pour redonner un sens à la vie d'un samouraï dont le sabre s'est brisé. Si le film accorde une place quasi documentaire à l'art de son forgeron, c'est pour exalter le cœur et l'âme qui doivent prévaloir dans toute création et l'usage qui en est fait.

La *Winchester 73* (Anthony Mann, 1950) est également un modèle unique, une arme d'exception. Elle prête au caractère des personnages la dureté de l'acier dont elle est faite et elle porte la violence que ses possesseurs successifs vont infliger et finalement subir.

Plantée dans un roc, l'épée *Excalibur* (John Boorman, 1981) n'en pourra être arrachée que par Arthur qui, reconnu roi, unifiera le royaume celte et poursuivra son épopée médiévale.

Le fusil de Tchekov

Sous ce nom se cache une règle selon laquelle si un fusil est accroché au mur, c'est pour que l'on s'en serve. L'écrivain russe recommande surtout implicitement d'éliminer les éléments inutiles. Le danger de ce concept est qu'à trop rechercher les « fusils de Tchekhov », ces détails qui vont devenir cruciaux dans l'histoire, on transforme toute intrigue en véritable armurerie.

Corps

Si l'on réduisait la notion de corps-objet à celle de cadavre, il serait fastidieux d'en citer toutes les apparitions, tant le cinéma en est jonché. Dans de nombreux scénarios, la femme elle-même est souvent réduite à sa seule présence physique, du moins confinée dans un rôle accessoire, de faire-valoir décoratif. Voici plutôt quelques exemples significatifs de films où, au travers du titre et du scénario, un objet ou un produit sont associés au corps humain.

Les adaptations de *Pinocchio* au cinéma ont commencé dès 1911, mais celle de Luigi Comencini (1972) reste sans doute la plus moderne. On peut en voir une variation licencieuse dans la poupée *Grandeur nature* (Luis Garcia Berlanga, 1973) qu'un dentiste a acquise, et dont il tombe amoureux. Il la substitue alors à sa femme, mais le désir que cette marionnette gonflée suscite causera la perte du chirurgien.

Quant aux maladresses désarticulées de Pierre Richard, elles l'identifient tant à un pantin, qu'un enfant privilégié et capricieux le choisit comme *Le Jouet* (Francis Veber, 1976), pour son cadeau d'anniversaire.

Le Tambour (Volker Schlöndorff, 1979) contient et exprime toute la révolte d'Oskar, allié à son cri suraigu. Plus qu'un accessoire, son tambour est le prolongement du corps d'Oskar, à moins que ce ne soit l'inverse.

Poussé par la misère, un jeune père à peine majeur croit pouvoir échanger *L'Enfant* (Luc et Jean-Pierre Dardenne, 2004) dont sa compagne vient d'accoucher, contre un peu d'argent, comme un vulgaire bien de consommation.

Le consommateur d'alcool fait très vite son apparition sur les écrans, où le pochard est le plus souvent une figure populaire et sympathique ; c'est le cas dès 1917 avec le désopilant *Charlot fait une cure*. Cette addiction est ensuite évoquée de manière plus réaliste, mais c'est *Le Poison* (Billy Wilder, 1945) qui est le premier long-métrage à prendre pour thème une descente aux enfers due à l'alcool, dont verres et bouteilles sont filmés comme autant d'attraits maléfiques, inaptes à combler un manque existentiel.

Si le fumeur d'opium est présent dès 1919, dans *Le Lys brisé* (William Wyler, 1919), le consommateur de drogue tient des rôles secondaires jusqu'aux années 1930. Malgré les prescriptions des *majors* soumises au code Hays (voir encadré ci-dessous), *L'Homme au bras d'or* (Otto Preminger, 1955) est le premier film hollywoodien où la drogue est au centre du script. Aucun minerai précieux, donc, mais la morphine en est bien... l'héroïne, contre laquelle le personnage de Frank Sinatra lutte corps et âme. La dépendance à l'héroïne est par ailleurs décrite sur le mode autobiographique dans *Moi, Christiane F., 13 ans, droguée, prostituée...* (Uli Edel, 1981). La consommation de psychotropes par le Dr Jessup emporte le spectateur *Au-delà du réel* (Ken Russell, 1980), où il se perd dans un maelström sensoriel et temporel quasi mystique.

Enfin, il faut citer le jeu nommé *eXistenZ* (David Cronenberg, 1999), auquel on se connecte grâce au biopod, console qui tient du fœtus et de la mamelle, dont le

Code Hays

Rédigé par deux religieux, c'est un texte que les compagnies, réunies au sein d'une association présidée par le sénateur William Hays, se sont imposé à elles-mêmes. Autocensure pour prévenir toute censure officielle, le *Production Code*, aux prescriptions morales très rigoureuses, fut appliqué à partir de 1934. Ses contraintes stimuleront néanmoins l'imagination des réalisateurs les plus inventifs, favorisant l'érotisation des images (le tunnel de *La Mort aux trousses*), voire le fétichisme (le gant de Rita Hayworth dans *Gilda*). Il est abandonné en 1968.

cordon (ombilical) doit être inséré en bas du dos, dans un orifice (artificiel). Aussitôt les identités se dédoublent dans un univers où le virtuel se confond avec le réel, le mécanique avec l'organique.

Images

Le tableau peint, l'épreuve photographique, la pellicule ou la caméra jouent dans plusieurs chefs-d'œuvre un rôle capital. C'est par exemple l'apparition des images lors du développement de la pellicule trouvée dans *The Ghost Camera* (Bernard Vorhaus, 1933), qui lance la recherche que retrace le film. Inspiré peut-être par *Erreur tragique* (Louis Feuillade, 1913), il préfigure *Blow Up* (Michelangelo Antonioni, 1966), auquel *Blow Out* (Brian De Palma, 1981) est un hommage.

La caméra cinématographique est l'objet dont *Le Voyeur* (Michael Powell, 1960) explore magnifiquement toute la puissance ambiguë, au-delà de tout jugement moral, en brouillant les limites entre spectateur, caméra, personnage et réalisateur.

Les objets qui peuplaient la vie de l'héroïne éponyme de *Laura* (Otto Preminger, 1944) exercent un attrait magnétique, et l'inspecteur qui enquête sur sa mort tombera amoureux d'elle à la seule vue de son portrait. La peinture de *La Femme au portrait* (Fritz Lang, 1944), elle, encadre littéralement le film, où se confondent reflets et refoulés, désirs et réalité, dans lesquels se débat un criminologue à la fois coupable et victime. Quant au *Portrait de Dorian Gray* (Albert Lewin, 1945) détenant le rôle-titre, c'est une peinture en couleurs, dans un film dont l'image est en noir et blanc. Cela n'empêche pas ce tableau de s'enlaidir au fil du temps, lequel laissera intact le portraituré.

Le film *Le Mystère Picasso* (Henri-Georges Clouzot, 1955) tente de ne pas être dépassé par son propre objet, la matière et le temps de l'art. Format, couleurs et techniques de la prise de vues se combinent pour saisir le geste du peintre. Autre approche : tout au long des séquences de *Vérités et Mensonges* (Orson Welles, 1973), un manipulateur sincère interroge la notion d'authenticité et dévoile l'illusion du réel pour nous perdre dans les vertiges de la mystification propre à tout art.

Le sens de *Caché* (Michael Haneke, 2005) l'est autant que l'auteur des VHS reçues par le couple, et le faisceau d'indices qu'elles distillent emmènent le spectateur dérouté jusqu'à sa propre porte. Enfin, l'effacement accidentel des cassettes du vidéoclub de *Be Kind Rewind* (Michel Gondry, 2008) contraindra les employés à faire des remakes de films célèbres, à leur manière, en recyclant tous les objets de leur univers quotidien.

Nourriture

Les denrées alimentaires sont naturellement l'objet d'attentions quotidiennes pour tout être humain. Elles peuvent donc aussi nourrir les scénarios.

Elles acquièrent, en temps de guerre, une importance particulière, et celles issues du cochon, ont pour Jambier, *alias* Louis de Funès, une valeur cruciale qui sous-tend toute *La Traversée de Paris* (Claude Autant-Lara, 1956).

La Grande Bouffe (Marco Ferreri, 1973), est pour quatre amis désabusés le moyen de leur suicide collectif, par gavage de nourriture – de chez Fauchon. C'est l'une des premières critiques de la surconsommation occidentale, jouissive et morbide.

Il y a un peu de navet dans *La Soupe aux choux* (Jean Girault, 1981), qui conquerra le box-office français ainsi qu'un extraterrestre, puis toute la planète Oxo, où nos terriens s'exileront afin d'y exercer leur talent culinaire.

Le Festin de Babette (Gabriel Axel, 1987), est minutieusement préparé par cette chef cuisinière réputée qui, réfugiée au Danemark pour fuir la répression de la Commune en 1871, sacrifie les gains d'un billet de loterie pour offrir à 12 villageois protestants les délices de la grande cuisine française.

Objets divers

Nul point commun entre les objets au centre des films suivants, si ce n'est d'en être les moteurs scénaristiques.

Le Mobilier fidèle (Émile Cohl, 1910) ne supportant pas d'être saisi par un huissier, retourne « à pied » (et en *stop motion*) chez son propriétaire.

Onésime horloger (Jean Durand, 1912) inverse la fonction d'une horloge, et lui donne le pouvoir de décider du déroulement du temps, accélérant sa marche et celle du monde pour accéder plus rapidement à son héritage.

La disparition d'*Un chapeau de paille d'Italie* (René Clair, 1927), dans le gosier du cheval de Fadinard, contraindra ce dernier à en trouver un semblable, tel un accessoiriste en quête urgentissime d'un accessoire cassé.

Pas de vainqueurs dans la course au *Trésor de la Sierra Madre* (John Huston, 1947), dont l'or met à nu la nature humaine.

Contaminé par la science moderne, *L'Homme qui rétrécit* (Jack Arnold, 1957) voit les objets les plus quotidiens devenir étrangers. Il doit réinventer l'usage qu'il en avait pour assurer sa survie dans cet univers familier devenu hostile.

Le cinéma très visuel et souvent très physique qu'est le burlesque, trouvera plus tard de dignes représentants. *Mon oncle* (Jacques Tati, 1958) partage la vedette avec la villa anthropomorphique de M. Arpel et ses objets futuristes et automatiques auxquels M. Hulot oppose sa mécanique humaine.

S'il n'est pas à proprement parler un accessoire, c'est bien vers lui que convergent tous les regards, du primate à l'astronaute, du fœtus au vieillard : le monolithe de *2001, l'odyssée de l'espace* (Stanley Kubrick, 1968), préexiste à l'humanité et lui survivra. C'est l'objet absolu, d'une matérialité opaque et obscure, à l'exact opposé de la lumière, ainsi que le lieu de toutes les projections, un contact physique avec lui ouvre des portes insoupçonnées.

Monument fondateur, *Massacre à la tronçonneuse* (Tobe Hooper, 1974) – et autres outils – terrorisera aussi les censeurs par son angoissante force de suggestion. Leurs ciseaux ne pourront étouffer son bruit, qui résonne encore aujourd'hui.

L'enquête qui est menée détricote *Le Pull-over rouge* (Michel Drach, 1979) pour aboutir à la conviction que l'antépénultième condamné à mort français a été victime d'une erreur judiciaire.

Ce cadeau tombé du ciel prouve que *Les Dieux sont tombés sur la tête* (Jamie Uys, 1981) car cette bouteille de Coca-Cola vide, aux usages trop nombreux, perturbe toute cette tribu africaine coupée du monde, qui fera tout pour s'en débarrasser et retrouver sa quiétude ancestrale.

L'enquêteur Dave Kujan réalisera trop tard que le récit que Verbal Kint, l'un des *Usual Suspects* (Bryan Singer, 1995), lui a relaté est en fait totalement inventé, inspiré par les objets meublant la salle où il était interrogé.

J'invente rien (Michel Leclerc, 2006), ou comment créer des accessoires à l'utilité somme toute limitée (la « poignette » porte-sacs) peut donner un sens à la vie de leur inventeur, et un film sympathique.

The Lunchbox (Ritesh Batra, 2013), cuisinée chaque jour par Ila pour son mari, est livrée par erreur à un inconnu. Cette boîte portera bientôt aussi les promesses

Acme

Cette société fictive est sans conteste l'usine la plus diversifiée du monde qui, depuis bientôt un siècle, fabrique des accessoires uniquement pour le cinéma. Elle apparaît dès 1920 pour fournir à Buster Keaton, dans *Neighbors* (*La Voisine de Malec*, à 15'22"), une alliance, qui célèbre ainsi l'union de cette entreprise avec le monde de l'écran, qu'elle ne quittera plus. Des explosifs pour Vil Coyote au distributeur de boisson dans la série *Les Soprano*, en passant par les voiles de l'immeuble qui prend le large au début de *Monty Python's The Meaning of Life* (*Le Sens de la vie*, à 5'55"), ou une camionnette de réparateur de piscine dans *Le Retour de la panthère rose*, de Blake Edwards, cette société multiforme peut fournir tout article pour tout type de production !

épistolaires de vies renouvelées, qu'ils craindront de voir s'envoler à la première rencontre physique.

Véhicules

En fournissant la voiture de *She Wanted a Ford* (Mack Sennett, 1916), Henry Ford poursuit son partenariat avec Mack Sennett, initié de manière informelle dès 1910. Cette Ford T sera immortalisée dans de nombreux films, de Harold Lloyd à Laurel & Hardy en passant par Buster Keaton ou Charlot.

Tragique descente d'escaliers, à Odessa où stationne *Le cuirassé Potemkine* (Sergueï Eisenstein, 1925), pour ce landau poussé par une mère mourant sous les balles tsaristes. Il ne basculera pas, mais on ne sait pas si son passager a survécu. Dans la reprise par De Palma (*Les Incorruptibles*, 1987), le bébé sourit à la fin.

C'est pour remplacer son indispensable véhicule que Ricci, après l'avoir vainement recherché, devient à son tour *Le Voleur de bicyclette* (Vittorio De Sica, 1948), dans un contexte de pénurie sociale où victime et coupable se confondent.

Genevieve (Henry Cornelius, 1953) est une voiture ancienne de 1904, une Darracq, objet des rivalités matrimoniale et sportive de son propriétaire. À son volant, sa femme à ses côtés, il participe à une course automobile qui l'oppose à un couple d'amis.

Un amour de Coccinelle (Robert Stevenson, 1968) donne la vie à une sympathique Volkswagen : nommée Choupette en français, elle est Herbie en version originale. Elle fera le bonheur de son propriétaire, pilote de son état. À noter que la marque n'a pas approuvé l'utilisation de son modèle, qui a été dépouillé de son logo VW.

MacGuffin

L'importance d'un accessoire dans le scénario peut être expliquée par ses propriétés intrinsèques, par sa nature monnayable voire sa valeur sentimentale. Argent, bijoux, armes, drogue, œuvre d'art, support d'informations... L'appât du gain et la soif de pouvoir étant de puissants moteurs de l'humain, ce sont souvent des accessoires de valeur autour desquels se déroule l'action. Il serait vain de citer tous les films qui sont articulés sur de tels schémas, tant ils sont nombreux.

Il est cependant intéressant de noter qu'il n'est pas toujours nécessaire de donner beaucoup d'informations au spectateur pour qu'il adhère à la quête que l'accessoire suscite. Dans de nombreux films, le rôle central qui lui est accordé est simplement décrété, et l'action à laquelle il va donner lieu constituera de fait son unique et meilleure justification.

Ce qui est un artifice vieux comme la dramaturgie a été théorisé par Hitchcock en 1939 sous le nom de MacGuffin. Il en avait fait usage dès 1932 avec les bijoux dans *Numéro 17* et continuera dans nombre de ses œuvres. C'est « la chose pour laquelle les personnages s'inquiètent mais dont le public se fiche ». Car le spectateur fait toujours confiance aux personnages pour avoir de bonnes raisons de s'agiter.

Le Faucon maltais (John Huston, 1941), précieuse statuette pour laquelle on s'entretue, se révèle être en plomb, dénonçant par là ce subterfuge dramaturgique. Spade qui, citant Shakespeare, dit que la statuette est « de la matière dont sont faits les rêves », donne là une jolie définition du MacGuffin. Cette matière s'avérera bien plus chère que l'or, puisque l'accessoire original a été vendu plus de 4 millions de dollars en 2013.

Le mot « Rosebud » dans *Citizen Kane* (Orson Welles, 1941) ouvre le film et suffit à motiver l'intrigue, et le mystère de l'objet qu'il désigne reste entier lorsqu'on le découvre dans les toutes dernières images.

Il apparaît clairement que la nature même de l'objet est sans importance, puisque dans *Le Port de la drogue* (Samuel Fuller, 1953), on parle de drogue dans la version française, tandis que dans la version originale (nommée *Pickup on South Street*) il est question de microfilm !

On pourra aussi ne montrer brièvement qu'un emballage, comme la mallette de *En quatrième vitesse* (Robert Aldrich, 1955) ou le paquet de *Ronin* (John Frankenheimer, 1998). De manière encore plus elliptique, on se contentera de le nommer, telle la patte de lapin dans *Mission : Impossible III* (J. J. Abrams, 2006). S'il s'agit encore d'un accessoire, il ne demandera pas alors beaucoup de travail à l'accessoiriste...

Il peut du reste s'agir d'un personnage, ainsi la disparue de *L'Avventura* (Antonioni, 1960), le dénommé Ryan dans *Il faut sauver le soldat Ryan* (Steven Spielberg, 1998) ou Doug dans *Very Bad Trip*, (Todd Phillips, 2009).

Et dans *Avatar* (James Cameron, 2009), le nom même de la substance qui sous-tend tout le film indique que l'on ne mettra jamais la main dessus : l'Unobtainium.

Le Camion (1977) qui roule (un semi-remorque Saviem), la lecture improvisée d'un scénario, l'auteur face à Gérard Depardieu, le bruit des pages, sont les objets de ce film de Marguerite Duras.

Après qu'un adolescent complexé est tombé sous son charme, *Christine* (John Carpenter, 1984), une Plymouth de 1958, prend vie en incarnant bien le nom de son modèle : Fury. Malheur à qui se met en travers de sa route.

Glossaire

Comme tous les métiers qui se sont forgés au cours de décennies, ceux du cinéma ont développé leur propre vocabulaire. Sans prétendre être exhaustif, nous en présentons quelques termes : certains sont liés à la Marine, dont les premiers machinistes étaient issus, d'autres sont plus spécifiquement liés à l'accessoiriste.

Américain

Est américain tout ce qui est pratique, ingénieux, indispensable : papier américain (papier de grande largeur, autocollant et décollable, qui permet de peindre un mur puis de le retrouver intact ensuite), couteau américain (lame de peintre), lampe de poche américaine (très efficace, souvent chinoise), nuit américaine (célèbre film français), pâte américaine (voir Patafix, à l'origine bande d'étanchéité de bâtiment, fabriquée en Allemagne).

Amorce

Généralement floue, cette présence en tout premier plan d'un cadre permet de préciser l'espace, et parfois le sens, de la scène. Dans un champ-contrechamp, épaule d'un interlocuteur puis de l'autre, ou élément de décor juste devant le regard de la caméra, indiquant souvent un plan subjectif, ou simple mise en relief participant à la composition de l'image.

Annonce

C'est la lecture à voix haute, généralement par un machiniste, des numéros de séquence, de plan et de prise inscrits sur le clap, juste avant qu'il referme celui-ci; cela permet l'identification à la fois sonore et visuelle de la prise qui suit. Les annonces sont aussi celles des ordres scandés lors des prises («Silence», «Moteur», «Coupez») qui, répercutés par les assistants réalisateurs, permettent à l'équipe de respecter le rythme du plateau.

Bijoute

La bijouterie était dans un studio le nom du local aux accessoires. Aujourd'hui, la bijoute désigne le matériel personnel des accessoiristes, électriciens et machinistes que, moyennant rétribution, ils mettent à disposition de la production le temps d'un tournage.

Borniol

Jusqu'au début du xxe siècle, on tendait de lourdes tentures noires à l'entrée des maisons endeuillées, ou des églises lors d'enterrement. Célèbre entreprise française de pompes funèbres, la maison Henri de Borniol a donné son nom à ces grandes pièces de tissu noir désormais utilisées sur un plateau de tournage pour couper la lumière, masquer un élément ou, pliées, pour rehausser un comédien.

Corde, ficelle

Fait partie des mots «fatals», interdits sur les plateaux (avec «ficelle» et «lapin»).

Dans la Marine, on réserve le mot «corde» à ce qui sert à pendre le condamné, ou à sonner la cloche des morts. Les autres liens ont tous un nom spécifique : écoute, drisse, aussière, garcette... On utilise également les mots génériques tels que fil, bout, bride, guinde, longe, filin ou chanvre. Le mot «ficelle», un autre «fatal» est remplacé par la «licelfoc», mot issu du louchébem, le jargon des bouchers. En revanche, on peut parler de la corde à piano, fil d'acier de forte résistance.

Cube

«Quinze-vingt», «cube op», «pédaline» : ces mots désignent divers formats de l'assortiment de solides caisses de contreplaqué empilables, issues de la bijoute des machinistes, qui ont toutes sortes d'usage : remplacer, le temps d'un plan rapproché où ils sont hors-champ, une assise de comédien ou un support d'accessoire de jeu; permettre au chef opérateur d'être assis face au viseur de la caméra; rehausser un meuble, un comédien, ou le perchman, etc.

Darracq

Alexandre Darracq (1855-1931) est un pionnier de la construction automobile, qui a développé la technique de la tôle emboutie. Son nom est ainsi devenu synonyme de marteau. On dit aussi que c'est dû au bruit caractéristique de pilonnage que produisaient les moteurs de sa conception.

Découverte

Ce que l'on voit au-delà d'une fenêtre, d'une porte, de toute ouverture, cela s'appelle une découverte. Il peut s'agir d'une maquette, d'une peinture, d'une photographie voire d'une projection grand format, ou d'un simple fond vert, qui permettra une incrustation d'images en postproduction numérique.

Deux films

Il s'agit du premier et du dernier, faits en même temps : on en parle lors d'un tournage qui risque d'être le seul que vivra un nouveau venu (jeune recrue, stagiaire...), ou nouvellement promu à son poste (réalisateur...), tant cette première prestation est décevante.

Dolly

Cette lourde machine équipée de vérins hydrauliques permet, en silence et sans à-coups, tous les déplacements verticaux et horizontaux de la caméra, sur roues et sur rails. Le système a été développé par les militaires américains dans les années 1930, pour le chargement sans heurts de bombes dans les avions. Elemack, Panther, PeeWee et Spyder en sont différents modèles.

Face

La face, c'est là où l'on tourne, le «plateau» quel qu'il soit : studio, rue, appartement, forêt...

Fleurs

À la différence des roses, très appréciées, les œillets sont à proscrire sur un plateau. La raison en est qu'à l'époque où les théâtres avaient encore des acteurs permanents, le directeur offrait un bouquet de roses aux comédiennes dont le contrat était renouvelé; celles qui étaient renvoyées recevaient des œillets, fleurs moins onéreuses.

Gaffer

Scotch toilé américain. Plus encore que la Patafix, indispensable à de nombreux corps de métiers, au cinéma en général. Existe en plusieurs couleurs et largeurs. Aux États-Unis, désigne aussi le chef ou un membre de l'équipe des électriciens.

Gueuse

Sac de sable ou masse de fer utilisée pour stabiliser un élément de décor ou un pied de projecteur.

Italienne

Répétition d'une voix neutre, à toute vitesse, sans mettre le ton. Une «allemande» : répétition dans les décors. Une «australienne» en sautant des passages!

Lapin

Animal interdit sur les bateaux, mot interdit sur les plateaux. On dit que ces animaux sont à l'origine de drames en mer car, échappés de leurs cages, ils rongent l'étoupe, créant des voies d'eau fatales, ou grignotent les vivres à bord. Périls dont le rat peut aussi être l'instigateur, alors qu'il n'est nullement banni. L'anathème est en fait plutôt dû à la forme de son museau (bifide comme sur certaines représentations du diable, partout redouté), mais aussi à son intense activité sexuelle (vigueur problématique en mer).

Si nécessaire, le lapin sera donc nommé «animal aux longues oreilles», «cousin du lièvre», «coureur cycliste» ou, de manière plus énigmatique, «zébro», voire «langoustine des prés» ou encore «pollop».

Livraison de décor

Généralement effectuée aux aurores, le matin du tournage. C'est le moment où le décorateur présente le décor achevé au réalisateur, après d'ultimes modifications et avant de partir préparer les décors suivants.

Master

Plan de focale courte, décrivant toute l'action d'une séquence, dont le tournage précède celui des plans plus rapprochés.

Mécanique

Acte de travailler une scène de façon uniquement corporelle et/ou technique. Sert souvent à prendre des repères, tant pour les techniciens que pour les comédiens.

PAT

«Prêt à tourner». Heure où commence la journée de tournage : le plus souvent 8 heures de travail s'il y a 1 heure de pause repas, ou 7 heures 30 en continu.

L'équipe est habituellement convoquée 60 minutes plus tôt pour assurer sa préparation. Le PAT est le moment où chacun a fini ses propres préparatifs, où toute l'équipe doit être réunie, prête à commencer à travailler ensemble. En pratique, c'est le moment où les comédiens arrivent sur le plateau, où l'on commence les répétitions ; enfin, le moteur sera demandé.

Patafix

Ou pâte américaine. À tous moments indispensable à l'accessoiriste, pour coller momentanément tout objet sur tout support, placer des affiches, solidariser deux objets.

Perreux (envoyer au)

C'est éliminer un accessoire, un élément qui ne convient pas à la situation, au réalisateur, et le rapporter d'où il vient.

L'expression viendrait du fait qu'un accessoiriste, nommé P'tit Louis, avait son stock au Perreux-sur-Marne. À proximité de cette commune de l'est parisien se trouvaient aussi les studios de Joinville-le-Pont, où se construisaient les décors.

Perruque

Domaine de la coiffure... ou de l'ordre du maquillage ! C'est alors une expression du XIXe siècle qui désigne un travail fait « en douce », où l'on utilise discrètement du temps de travail, des outils ou des matériaux pour des travaux qui ne sont pas ceux pour lesquels on est payé.

Poil

En voie de disparition. Il s'agit de débris dus au frottement de la pellicule, qui viennent parfois se déposer dans la fenêtre d'exposition de la caméra. Leur présence éventuelle nécessitant de refaire la prise, « on vérifie le poil » avant de passer au plan suivant. Avec le numérique, il n'y a plus ce problème.

Praticable

Qui peut servir, dont on peut utiliser toutes les fonctions : une arme qui doit tirer, un consommable qui doit être avalé. En anglais, *hand prop*, par opposition à *set prop*, qui n'est qu'un élément du décor.

Raccord

Est raccord ce qui est identique d'une prise à l'autre, d'un plan ou d'une séquence à l'autre. Peut concerner la lumière, le son, un accessoire, un véhicule, un figurant, un costume, une coiffure, un maquillage, la vitesse de déplacement ou l'attitude d'un comédien.

Réassorts

Se procurer les articles qui ont été consommés (colle, visserie, etc.), de manière à retrouver un équipement complet.

Retake

C'est une prise que l'on tourne à nouveau, suite à un problème technique ou parce qu'elle ne convient plus au moment du montage. Cela peut donc se faire bien après le tournage initial ; ce terme peut aussi désigner, par extension, le tournage d'une séquence additionnelle. On n'est donc jamais certain qu'un accessoire raccord ne jouera plus.

Rue Michel (faire la)

Basé sur un jeu de mots avec la rue Michel-le-Comte, « la rue Michel » se substituant à « le Comte ». Cette expression est apparue après 1806, lorsque cette rue a ainsi été nommée, dans le quartier du Marais à Paris. Les conducteurs de fiacre disaient à leur client « ça fait la rue Michel » lorsque leur avait été versé le prix de la course, « le compte ».

Aujourd'hui, on l'utilise pour dire «ça ira comme ça», «ça fera la blague», de manière plutôt confidentielle, parce que c'est le signe d'une certaine approximation.

Salade

Toute plante verte sur un plateau. Certains chefs op y sont totalement allergiques.

Savon

Se dit lorsqu'un acteur bafouille, bute sur un mot ou «mange» une syllabe de son texte.

Sondier

Tout membre du département son.

Soulager

Éteindre une lumière ou un appareil électrique.

Tricher

Se dit lorsque l'on déplace un meuble, un accessoire ou un comédien, afin de le placer d'une manière plus satisfaisante pour l'image ou le jeu. C'est un faux raccord que normalement personne ne remarque.

Tunnel

Texte interminable. Nécessite souvent des dispositifs de mise en scène pour animer la séquence (travelling, par exemple).

Ventouse

Opération qui consiste à réserver sur la voie publique, la veille du tournage, les emplacements nécessaires au séjour des véhicules techniques et à l'installation du matériel.

Vert

Le vert est réputé néfaste dans le milieu du spectacle : sur le pont d'un bateau, la présence de vert signifie qu'il y a du vert-de-gris, poison qui indique que l'entretien des cuivres et du navire n'est pas assuré correctement.

Couleur de costume, le vert ne donne pas bonne mine à celui qui le porte. De plus, au XVIIe siècle, les teintures textiles de couleur verte étaient à base d'arsenic, de cyanure ou d'oxyde de cuivre, et pouvaient intoxiquer les acteurs, fragilisés par le trac et la sueur.

Cette couleur a aussi été bannie car lors de spectacles en plein air, fréquents jadis, les éléments verts se confondaient avec le décor naturel. De nos jours, on utilise cette couleur pour les incrustations numériques.

Wrap (it's a)

On remballe. C'est fini, c'est dans la boîte ! Annonce anglo-saxonne de la fin de journée.

Annexes

Bibliographie

Où il est question de l'accessoiriste et des accessoires

- Claude Chabrol et François Guérif, *Comment faire un film*, Payot & Rivages, 2003
- Michel Chion, *Le Cinéma et ses métiers*, Bordas, 1990
- André Delepierre dit Pierdel, *Les Secrets des effets spéciaux*, Éditions Georges Proust, 1987
- André Delepierre dit Pierdel, *La Magie du petit homme vert... le journal d'un technicien du cinéma*, Cercle des magiciens blésois, 2009
- Maryline Letertre et Franckie Alarcon, *Le Cinéma – Des métiers, une passion*, Milan, 2008
- Jean Moynet, *L'Envers du théatre : machines et décorations*, Hachette, 1873

Sur le chef décorateur et la décoration

- Léon Barsacq, *Le Décor de film : 1895-1969*, Henri Veyrier, 1985
- Jean-Pierre Berthomé, *Le Décor au cinéma*, Cahiers du cinéma, 2003

- Max Douy, *Décors de cinéma – Un siècle de studios français*, Éditions du Collectionneur, 1993
- Peter Ettedgui, *Les Chefs décorateurs*, La Compagnie Du Livre, 1998
- Thierry Le Nouvel et Pascale-Joanne Rabaud, *Chef décorateur pour le cinéma*, Eyrolles, 2012
- Renato Lori, *Le Métier de scénographe : au cinéma, au théâtre et à la télévision*, Gremese, 2006
- Françoise Puaux, *Architecture, décor et cinéma*, Corlet-Télérama, 1995
- Françoise Puaux, *Le Décor de cinéma*, Cahiers du cinéma – Les petits Cahiers, SCÉRÉN-CNDP, 2008
- Alexandre Trauner, *Décors de cinéma*, Jade/Flammarion, 1975
- Georges Wakhévitch, *L'Envers des décors*, Robert Laffont, 1977

Webographie

Pour un accès plus simple aux pages web concernées, les liens concernant le métier d'accessoiriste sont disponibles en ligne sur le site des éditions Eyrolles : http://www.editions-eyrolles.com/Livre/9782212139891/accessoiriste-pour-le-cinema.

Outre la liste de matériel (la bijoute), on y trouvera :

- les adresses de fournisseurs nommés ici ;
- des adresses de sites sur l'actualité des tournages ;
- des adresses de site sur la technique de l'accessoiriste ou du cinéma ;
- des adresses de sites sur le cinéma ;
- des adresses de sites des associations de techniciens du cinéma ;
- des adresses de sites institutionnels utiles aux intermittents.

Adresses

Adhésifs

Rubans de Normandie

93, bd Beaumarchais, 75003 Paris
01 42 71 31 61
rnparis@rubanor.com
www.rubanor.com
Tous les types de scotch, gaffer, double face y sont disponibles. Une mine!

Hexis Films

37-39, chemin de Pontoise, 95540 Méry-sur-Oise
01 30 36 01 54
marketing@hexis.fr
www.hexis-graphics.com
Pour les adhésifs de grande largeur, pour baies vitrées, signalétique, etc.

Animaux (divers)

Ferme tropicale

54, rue Jenner, 75013 Paris
01 45 84 24 36
contact@lafermetropicale.com
www.lafermetropicale.com
Pour les insectes, amphibiens, invertébrés.

Animaux (dresseurs)

Faunafilms – Pierre Cadéac

12, route du Lunain, 77250 Villemer
01 64 29 03 78
contact@faunafilm.fr
www.fauna-films.com

Michel Flaesch
4, rue Robert de Luzarches, 95270 Luzarches
01 30 29 91 96
animauxcinema@gmail.com
www.animauxcinema.fr

Armes et costumes

Cauvy
09 60 08 45 42
frederic.cauvy@free.fr
www.cauvy.fr

Maratier
19, rue Claude-Bernard, 93120 La Courneuve
01 48 34 36 21
cmaratier@maratier.com
www.maratier.com

Bois

Union-bois
Chemin Crèvecœur, 93200 Saint-Denis
01 48 27 16 56
Pas de détail, mais de très bons tarifs.

Bougies

Cir
78, rue de Seine, 75006 Paris
01 43 26 46 50
contact@cirier.com
www.cirier.com

Caoutchouc

Comptoir du Caoutchouc – Serdijac

48-50, rue Gaston-Roussel, 93230 Romainville

01 47 00 65 24

Plaques de mousse haute densité.

Copies

COREP

8, rue Brantôme, 75003 Paris

01 42 72 15 25

beaubourg@corep.fr

www.corep.fr

Jusqu'au A0. Qualité, rapidité, bons prix.

Cuisine

La Bovida

36, rue Montmartre, 75001 Paris

01 42 36 09 99

commercial@bovida.com

www.labovida.com

Ustensiles et consommables professionnels (colorants, décorations).

Électronique (composants)

Saint-Quentin Radio

6, rue de Saint-Quentin, 75010 Paris

01 40 37 70 74

www.stquentin-radio.com

Festivité (fournitures)

Tutti Fiesta
47, rue Saint-Ferdinand, 75017 Paris
01 40 68 77 89
infos@tuttifiesta.com
www.tuttifiesta.com

Graphisme (fournitures)

Adam
11, bd Edgar-Quinet, 75014 Paris
01 43 20 68 53
contact@adamparis.com
www.adamparis.com

Journaux

La Galcante
52, rue de l'Arbre-Sec, 75001 Paris
01 44 77 87 44
lagalcante@lagalcante.com
www.lagalcante.com
Location et vente de journaux et magazines de toutes époques.

Médical

Hygeco
20, bd de la Muette, 95142 Garges-lès-Gonesse
01 34 53 40 60
info@hygeco.com
www.hygeco.com
Matériel médico-légal, housses mortuaires.

CAM – Centre d'Affaires Médical

62, rue Beaumarchais, 93100 Montreuil
01 49 20 86 90
info@medical.fr
www.medical.fr/fr

Métaux et plastiques

Weber Métaux

66, rue de Turenne, 75003 Paris
01 42 71 23 45
info@weber-metaux.com
www.weber-france.com

Militaires (fournitures)

Doursoux

3, passage Alexandre, 75015 Paris
01 43 27 00 97
contact@doursoux-pole-adm.com
www.doursoux.com
Vêtements et accessoires militaires.

Mobilier et accessoires

La Compagnie des Lucioles

2, rue Favier, Z.I. Péchiney, 77515 Pommeuse
09 65 10 73 55
lucioles.co@gmail.com
http://lacompagniedeslucioles.fr
Location de mobilier et objets du xxe siècle.

Les 2 Ailleurs

2, rue Favier, Z.I. Péchiney, 77515 Pommeuse
06 12 88 05 36
les2ailleurs@free.fr

Defrise
23, rue Basfroi, 75011 Paris
01 43 79 78 29
defrise@defrise.fr
www.defrise.fr
Plus d'un million d'objets usuels et décoratifs anciens.

Lanzani
19-21, rue Basfroi, 75011 Paris
01 43 79 00 74
location@gaetanlanzani.com
www.gaetanlanzani.com
Tous objets de décoration du Moyen Âge aux années 1980.

Quiquistock
2, rue Grande, Pouilly-le-Fort, 77240 Vert-Saint-Denis
01 64 52 99 86
karinem6@wanadoo.fr

Soubrier
14, rue de Reuilly, 75012 Paris
01 43 72 93 71
contact@soubrier.com
www.soubrier.com
Depuis 1852, antiquités.

XXO
78, rue de La Fraternité, 93230 Romainville
01 48 18 08 88
contactsociete@xxo.com
www.xxo.com
Location de mobilier design.

Peinture

Décor Plus

1, place des Fêtes, 75019 Paris
01 42 49 22 26
decor@decorplus.fr
www.decorplus.fr
Tout pour la peinture en décor.

Pharmacie

Bailly

15, rue de Rome, 75008 Paris
01 53 42 10 10
pharmaciebailly@pharmaciebailly
www.pharmaciebailly.com
Matériel et produits pharmaceutiques.

Plomberie

CGFP – Comptoir Général des Fontes et Plastiques

105-119, rue de Paris, 93136 Noisy-le-Sec
01 48 48 90 90
www.cgfp.eu
Matériel voirie.

Police (matériel)

GBR Criminalistique

1, rue Auguste-Bartholdi, 78420 Carrières-sur-Seine
01 39 13 59 85
contact@gbr-criminalistique.com
www.gbr-criminalistique.com
Fournisseur de la police technique et scientifique.

GK/SEP

24, rue du Général-Guilhem, 75011 Paris
01 40 21 62 83
prostoreparis@wanadoo.fr
www.gkpro.fr
Tout le matériel du policier : médaillons, lampes, vêtements, accessoires.

Pompiers (matériel)

POK

Z.I. Les Guignons, 10400 Nogent-sur-Seine
03 25 39 84 78
france@pok.fr
www.pok.fr
Fournisseur des sapeurs-pompiers.

Quincaillerie

RTA

138, rue Robespierre, 93170 Bagnolet
01 48 05 97 64
Fournisseur quasi officiel de la construction de cinéma.

Résines

Polyester 93

2-24, av Henri-Barbusse, ZAC Ariel Center, 93000 Bobigny
01 48 44 55 74
www.polyester93.com
Toutes les résines dans un seul hangar.

SFX (fournitures)

Pyrofolies

18, rue Notre-Dame-de-Lorette, 75009 Paris
01 55 07 86 00
antoine@pyrofolies.com
www.pyrofolies.com
Incontournable. Location de machines SFX.

SFX (gaz)

Antargaz

7, rue Philippe-Lebon, 77500 Chelles
01 64 72 96 02
Bouteilles propane professionnelles.

SFX (location)

Flam and Co

3-5, rue de l'Industrie, 92230 Gennevilliers
01 41 21 47 47
contact@flam-and-co.fr
www.flam-and-co.fr
Toute machine SFX : fumée, mandrilloptère, etc.

SFX (verre)

Alfonso's Breakaway Glass

8070, S. San Fernando Road, Sun Valley CA 91352 USA
(+001) 866 768 7402
info@alfonsosbreakawayglass.com
www.alfonsosbreakawayglass.com
Réplique en résine cassable de tout article en verre. Délais de livraison.

Véhicules (plaques)

Superplaque

37, avenue Gabriel-Péri, 92503 Rueil-Malmaison

01 47 32 96 97

philippe.silva@superplaque.fr

www.superplaque.fr

Plaques minéralogiques françaises et étrangères.

Véhicules (signalisation lumineuse)

OR-Équipement

14, rue Saint-Pré, 78730 Sainte-Mesme

06 62 62 90 49

contact@or-equipement.com

http://or-equipement.com/

Gyrophare de police.

Véhicules (taxi)

Gamma Taxi

Impasse Passoir, 17, rue de Neuilly, 92110 Clichy

01 47 57 56 30

gamma92300@wanadoo.fr

www.gamma92.com

Équipe tous les taxis parisiens.

Verrerie, miroiterie

Macocco

81, rue Irène-et-Frédéric-Joliot-Curie, 93172 Bagnolet

01 49 20 37 00

contact@macocco-idf.com

www.macocco.com

Vidéo location

Loca Images
173, rue du Faubourg-Poissonnière, 75009 Paris
01 45 26 58 86
patrick@loca-images.com
www.loca-images.com
TV, moniteurs, projecteurs et caméras vidéo, son.

Formations

Il n'existe pas de formation menant directement au métier d'accessoiriste de plateau. Cette profession étant excessivement variée, de nombreuses voies peuvent y mener. Plus encore que pour d'autres domaines, il est donc indispensable de compléter toute formation par des expériences de tournage, qui permettent de prendre les premiers contacts d'un carnet d'adresses professionnel.
Nous donnons ci-dessous les filières principales de tout niveau, la liste n'étant donc pas exhaustive. Le site de l'Onisep (www.onisep.fr) présente les formations et détaille les coordonnées des établissements qui les dispensent.

Niveau V – Après la 3^e^

CAP (Certificat d'aptitude professionnelle) accessoiriste-réalisateur : 2 établissements dispensent cette formation.
- Lycée polyvalent Jules-Verne, 78500 Sartrouville
- Section d'enseignement professionnel du lycée Léonard-de-Vinci, 75015 Paris

Niveau IV – CAP + 2

BMA (Brevet des métiers d'art) – Graphisme et décor, option décorateur de surfaces et volumes.
- Lycée professionnel du bâtiment Hector-Guimard, 75019 Paris
- Lycée professionnel Amyot-d'Inville, 60300 Senlis

- Lycée professionnel du Bâtiment et des arts associés Auguste-Perret, 86000 Poitiers
- Lycée professionnel Domaine d'Eguilles, 84270 Vedène
- Lycée professionnel Fernand-Léger, 34600 Bédarieux
- Lycée professionnel Godefroy-de-Bouillon, 63000 Clermont-Ferrand
- Lycée professionnel La Champagne, 35500 Vitré
- Lycée polyvalent Adolphe-Chérioux, 94400 Vitry-sur-Seine

BT (Brevet de technicien) – Arts appliqués : 2 établissements dispensent cette formation.

- Lycée Henri-Moisand, 21110 Longchamp
- Lycée technologique d'Arts appliqués Auguste-Renoir, 75018 Paris

Niveau IV – Bac

Bac STD2A (Sciences et technologies du design et des arts appliqués) : 89 établissements dispensent cette formation.

On trouvera la liste des établissements, lorsqu'ils sont en grand nombre comme ici, sur le site de l'Onisep (onisep.fr) en effectuant la recherche par diplôme (ici « STD2A »).

Bac Pro Technicien constructeur bois : 86 établissements dispensent cette formation.

DTMS (Diplôme de technicien des métiers du spectacle) – Option machiniste constructeur ; 4 établissements dispensent cette formation.

- CFA régional des Compagnons du devoir du tour de France, 13012 Marseille
- Lycée polyvalent Jules-Verne, 78500 Sartrouville
- Lycée professionnel Urbain-Vitry, 31000 Toulouse
- Lycée polyvalent Léonard-de-Vinci, 75015 Paris

Niveau III – Bac + 2

BTS (Brevet de technicien supérieur) Design d'espace : 63 établissements dispensent cette formation.

BTS (Brevet de technicien supérieur) Design de produits : 40 établissements dispensent cette formation.

BTS (Brevet de technicien supérieur) Développement et réalisation bois : 21 établissements dispensent cette formation.

DMA (Diplôme des métiers d'art) : 7 écoles supérieures d'arts appliqués (ESAA) dispensent cette formation.
- Boulle – ESAA (École supérieure d'arts appliqués), 75012 Paris
- Duperré – École supérieure des métiers du design, de la mode et de la création, 75003 Paris
- Estienne – ESAIG (École supérieure des arts et industries graphiques), 75013 Paris
- Olivier de Serres – ENSAAMA (École nationale supérieure des arts appliqués et des métiers d'art), 75015 Paris
- ESAAT (École supérieure des arts appliqués et du textile), 59100 Roubaix
- Lycée Alain Colas, 58000 Nevers
- Lycée La Martinière-Diderot, 69001 Lyon
- Lycée Henri-Moisand, 21110 Longchamp
- Lycée technologique d'Arts appliqués Auguste-Renoir, 75018 Paris

Niveau II – Bac + 3

DNAT (Diplôme national d'arts et techniques) – Option design de produits; 2 établissements dispensent cette formation.
- ENSBA (École nationale supérieure des Beaux-arts de Lyon), 69001 Lyon
- École supérieure d'arts des Pyrénées Pau-Tarbes, 65000 Tarbes

Diplôme en scénographie-costumes : 1 établissement dispense cette formation.
- ESAD (École supérieure d'art dramatique du TNS), 67005 Strasbourg

Niveau I – Bac + 5

Diplôme national de concepteur-créateur en arts décoratifs : 1 établissement dispense cette formation.
- ENSAD (École nationale supérieure des arts décoratifs), 75005 Paris

Diplôme national en scénographie-décor : 1 établissement dispense cette formation.

- ENSATT (École nationale supérieure des arts et techniques du théâtre), 69005 Lyon

DSAA (Diplôme supérieur d'arts appliqués) : 7 écoles supérieures d'arts appliqués (ESAA) dispensent cette formation.
- Boulle – ESAA (École supérieure d'arts appliqués), 75012 Paris
- Duperré – École supérieure des métiers du design, de la mode et de la création, 75003 Paris
- Estienne – ESAIG (École supérieure des arts et industries graphiques), 75013 Paris
- Olivier de Serres – ENSAAMA (École nationale supérieure des arts appliqués et des métiers d'art), 75015 Paris
- ESAAT (École supérieure des arts appliqués et du textile), 59100 Roubaix
- Lycée Alain Colas, 58000 Nevers
- Lycée La Martinière-Diderot, 69001 Lyon
- Lycée Henri-Moisand, 21110 Longchamp
- Lycée technologique d'arts appliqués Auguste-Renoir, 75018 Paris

DNSEP (Diplôme national supérieur d'expression plastique) mention Design et espace.
- École supérieure d'art de l'agglomération d'Annecy, 74000 Annecy
- École supérieure des beaux-arts, 31000 Toulouse
- ESAD (École supérieure d'art et de design), 45000 Orléans
- École supérieure des beaux-arts Tours-Angers-Le Mans, 72000 Le Mans
- École supérieure d'art et de design Marseille-Méditerranée, 13009 Marseille
- École nationale supérieure d'art de Dijon, 21000 Dijon
- ESAD (École supérieure d'art et de design de Valenciennes), 59300 Valenciennes

DNSEP (Diplôme national supérieur d'expression plastique) mention Scénographie.
- École supérieure d'arts plastiques de la ville de Monaco, 98000 Monaco
- Haute école des arts du Rhin, École supérieure des arts décoratifs, 67000 Strasbourg

Liste du matériel (la bijoute)

Cette liste de matériel constitue un exemple assez exhaustif du matériel présent dans le camion de l'accessoiriste. Cependant certains éléments, les plus volumineux, pourront rester dans son stock pour n'être chargés que lorsqu'il y en a un besoin spécifique. On prévoira aussi des vêtements de rechange, et surtout une tenue vestimentaire adaptée à toutes les météos : il faut pouvoir séjourner plusieurs heures sous la pluie, et parer au froid que l'on ressent même par temps clément lorsque l'on doit rester immobile.

Lorsque l'on tourne à l'étranger, on n'emporte que quelques malles, et une sélection drastique s'impose alors en fonction du scénario, sans négliger de pouvoir parer à toutes les éventualités.

OUTILLAGE

- ❑ boîte à outils complète standard
- ❑ boîte clés à douilles
- ❑ lampes à souder
- ❑ fer à souder multifonction à gaz
- ❑ agrafeuses
- ❑ pince à œillets
- ❑ pince à rivets
- ❑ pistolet à colle
- ❑ compresseur 40 l + accessoires
- ❑ pistolet à peinture
- ❑ scies
- ❑ coupe-boulons
- ❑ lime à épaissir
- ❑ niveaux
- ❑ pelle + pioche US
- ❑ nécessaire petit jardinage (manche + râteau, binette, etc.)
- ❑ emporte-pièce
- ❑ soudeuse à plastique

PEINTURE

- ❏ tubes acrylique, huiles, gouache
- ❏ pigments
- ❏ bases (N, B, incolore)
- ❏ pâte à cirer
- ❏ biberons
- ❏ patines
- ❏ brosses
- ❏ couteaux à enduire
- ❏ lettres pochoirs
- ❏ éponge naturelle
- ❏ brou de noix
- ❏ Vermorel (pulvérisateur à pression)
- ❏ vaporisateur
- ❏ perches
- ❏ nuanciers
- ❏ aérosols (peintures)

ÉLECTRICITÉ

- ❏ sonnettes
- ❏ interrupteurs (divers styles)
- ❏ prises (divers styles)
- ❏ doublettes
- ❏ fils électriques divers
- ❏ alimentations universelles
- ❏ enrouleur 30 m
- ❏ ampoules diverses
- ❏ lampes de poche (Maglite, Surefire, Fenix)
- ❏ convertisseur

ÉLECTROPORTATIF

- ❏ visseuse
- ❏ scie sauteuse
- ❏ scie circulaire
- ❏ perceuse à percussion
- ❏ meuleuse
- ❏ fer à souder électrique
- ❏ outil multi-usage Dremel
- ❏ décapeur thermique
- ❏ accessoires visseuse : mèches, angle
- ❏ télémètre laser
- ❏ niveau laser

AUDIOVISUEL

- ❑ téléphones divers ×5
- ❑ répondeurs ×2
- ❑ Walkman ×2
- ❑ dictaphone
- ❑ oreillettes, casques, micros
- ❑ micro conférence
- ❑ magnétophone
- ❑ CB + antenne 2 m
- ❑ télécommandes diverses
- ❑ appareil photo argentique + flash
- ❑ cordons et raccords audio-vidéo divers

ALIMENTAIRE

- ❑ seau à champagne
- ❑ seau à glaçons + pinces
- ❑ faux glaçons (divers types)
- ❑ flasques
- ❑ flacon à whisky
- ❑ thermos
- ❑ dessous de plats
- ❑ film alimentaire, papiers aluminium, sulfurisé
- ❑ couteaux divers + couverts, tasses, verres
- ❑ graines pour oiseaux
- ❑ Canada Dry, bière sans alcool, colorants

NETTOYAGE, PRODUITS, ETC.

- ❑ seaux, serpillières, balais divers, racloirs
- ❑ gants, chiffons, peau de chamois, éponges
- ❑ entonnoirs, plumeau, bâches
- ❑ white spirit, kerdane, acétone, alcool, insecticide, nettoyant, diluant, détachant, détergents, fixatif, plastifiants, cirages, dégrippant

SIGNALÉTIQUE

- ❑ plaques de portes sérigraphiées (divers styles)
- ❑ badges divers
- ❑ panneaux divers

DOCUMENTS DIVERS

- ❑ docs police
- ❑ docs médicaux
- ❑ docs diplômes, contrats
- ❑ docs factures, comptas, impôts
- ❑ docs manuscrits
- ❑ docs EDF, banque
- ❑ courriers divers
- ❑ photos diverses
- ❑ affiches administrations, pubs, ados, etc.

MATÉRIAUX ET FOURNITURES

- ❑ visserie, clouterie, chevilles
- ❑ tubes aciers + PVC divers
- ❑ moulures diverses
- ❑ verre protection 10 mm
- ❑ sangles, tendeurs toutes tailles
- ❑ cordages, fils Nylon, ficelles divers
- ❑ chaînes + cadenas divers
- ❑ colles (tous types)
- ❑ escabeau
- ❑ Vénilia divers
- ❑ pompe à pied
- ❑ ventouses à verre
- ❑ plaque de roulage, patins Téflon
- ❑ filet camouflage
- ❑ casque isolation phonique
- ❑ sacs papier, sacs plastique (tous types)
- ❑ établi portatif

SERRURERIE

- ❑ poignées portes divers types
- ❑ interphones, digicodes
- ❑ clés + porte-clés divers
- ❑ œilletons, judas
- ❑ porte-étiquette
- ❑ embouts carrés, triangles, spéciaux

FOURNITURES BUREAU

- ❑ compas divers
- ❑ lettreur mécanique
- ❑ lettreur électronique
- ❑ agrafeuses
- ❑ calculatrices
- ❑ feutres, marqueurs, Posca
- ❑ crayons de couleur
- ❑ craies grasses
- ❑ fusain, sanguine
- ❑ encres, tampons encreurs, encriers
- ❑ tampons
- ❑ pinces à dessins
- ❑ plumiers et plumes
- ❑ stylos-plumes
- ❑ stylos et crayons divers
- ❑ coupe-papier
- ❑ règles à découper, réglets
- ❑ plastifieuse

POLICE

- ❑ revolvers + pistolets divers et holsters
- ❑ nécessaire nettoyage armes
- ❑ cibles diverses
- ❑ brassards police
- ❑ menottes
- ❑ porte-cartes et médaillon police
- ❑ gyrophare
- ❑ pièces d'identité, billets, chéquiers
- ❑ carnet de contraventions
- ❑ pare-soleil police

BAGAGES, MAROQUINERIE

- ❑ sacs de sport + voyage
- ❑ sacs à dos
- ❑ sacs à main
- ❑ trousses de voyage
- ❑ trousses de toilette
- ❑ valises
- ❑ vanity case
- ❑ attaché-case
- ❑ chariot de ménagère
- ❑ panier osier, cabas
- ❑ press-books
- ❑ cartables cuir
- ❑ serviette médecin
- ❑ serviettes
- ❑ portefeuilles, porte-monnaie, etc.

PAPETERIE

- ❑ registres
- ❑ parapheur
- ❑ facturiers
- ❑ porte-documents
- ❑ livrets
- ❑ chemises
- ❑ cahiers divers, blocs divers
- ❑ feuilles grand format
- ❑ trousses diverses

SANTÉ

- ❑ tensiomètre + stéthoscope
- ❑ seringues diverses
- ❑ faux médicaments
- ❑ trousse premiers soins
- ❑ nécessaire de salle de bains
- ❑ cosmétiques, vernis à ongles, parfums
- ❑ bandages, perfusions, masques, poches, tubes, etc.

JEUX

- ❑ Game Boy, Tetris
- ❑ dominos époque
- ❑ fléchettes + cible
- ❑ cordes à sauter
- ❑ élastique
- ❑ billes diverses époques
- ❑ cartes à jouer
- ❑ dés diverses époques
- ❑ osselets
- ❑ ballons de baudruche
- ❑ ballons de foot, rugby, basket, mousse
- ❑ balles de Baby-foot
- ❑ jeu de ping-pong
- ❑ jeu de badminton
- ❑ jeu de pétanque
- ❑ Yo-Yo
- ❑ figurines diverses
- ❑ boules à neige

SFX

- ❑ machine à fumée
- ❑ rampe à gaz
- ❑ fausses bûches
- ❑ tuyaux gaz
- ❑ bouteilles propane professionnelles
- ❑ rampe à pluie
- ❑ tuyau de jardinage
- ❑ raccords divers : gaz, pompiers, etc.
- ❑ ventilateur
- ❑ réchauds gaz + électricité
- ❑ fumée blanche
- ❑ fumigènes
- ❑ poudre flash
- ❑ pétards
- ❑ détonateurs, impacts
- ❑ mèche noire
- ❑ papier à fumée, cordons à fumée
- ❑ encens, papier d'Arménie
- ❑ confiture, liquide allumage
- ❑ faux sang
- ❑ boîtier mise à feu

TAPISSERIE, TISSUS

- ❑ tringles diverses + anneaux
- ❑ voilages, nappes, tissus divers
- ❑ tapis, tapis mousse
- ❑ couverture, plaid
- ❑ oreiller, coussin

INFORMATIQUE

- ❑ ordinateur portable
- ❑ imprimante
- ❑ scanner
- ❑ cordons et raccords divers

DIVERS

- ❑ cannes, béquilles, club golf
- ❑ plateaux divers
- ❑ panneaux divers
- ❑ grille barbecue
- ❑ rubans divers
- ❑ plaques d'immatriculation
- ❑ plaques laiton
- ❑ cadres photos divers
- ❑ albums photos
- ❑ vase
- ❑ montres diverses
- ❑ fausses pierres précieuses

TABAC

- ❑ briquets divers
- ❑ étui cigares
- ❑ pipes
- ❑ fume-cigarette
- ❑ cendriers
- ❑ cigarettes sans tabac
- ❑ blagues à tabac

www.ingramcontent.com/pod-product-compliance
Ingram Content Group UK Ltd.
Pitfield, Milton Keynes, MK11 3LW, UK
UKHW021126260726
13994UKWH00001B/3

9 782212 139891